Mathematisch-naturwissenschaftliche Klasse der Heidelberger Akademie der Wissenschaften

Springer
Berlin
Heidelberg
New York
Barcelona
Budapest
Hongkong
London
Mailand
Paris
Santa Clara
Singapur
Tokio

Friedrich Vogel (Hrsg.)

In memoriam Wolfgang Jaeger

Mit 13 Abbildungen

Springer

Professor Dr. Dr. h. c. Friedrich Vogel
Heidelberger Akademie der Wissenschaften
Karlstraße 4
69117 Heidelberg

Die Deutsche Bibliothek - CIP-Einheitsaufnahme

In memoriam Wolfgang Jaeger / Mathematisch-Naturwissenschaftliche Klasse der Heidelberger Akademie der Wissenschaften. Friedrich Vogel (Hrsg.) - Berlin ; Heidelberg ; New York ; Barcelona ; Budapest ; Hongkong ; London ; Mailand ; Paris ; Santa Clara ; Singapur ; Tokio : Springer, 1998
ISBN-13:978-3-540-63610-6 e-ISBN-13:978-3-642-60302-0
DOI:10.1007/978-3-642-60302-0

ISBN-13:978-3-540-63610-6

SPIN: 10649903 20/3140 - 5 4 3 2 1 0 – Gedruckt auf säurefreiem Papier

Vorwort

Am 15. 10. 1995 starb Wolfgang Jaeger im Alter von 77 Jahren. Seine zahlreichen Freunde, Kollegen, Schüler, früheren Mitarbeiter und Patienten erinnern sich an ihn als einen geistig-seelisch ganz ungewöhnlich reichen Menschen, der fähig und bereit war, von diesem Reichtum an andere abzugeben. So ist bei vielen von uns der Wunsch aufgekommen, einen Weg zu finden, um diese Erinnerung wach und lebendig zu erhalten. Um diesem Wunsch zu entsprechen, hat die Heidelberger Akademie der Wissenschaften, deren ordentliches Mitglied er seit 1981 war, und in deren Aktivitäten sich sein breites Wissen eindrucksvoll entfalten konnte, zusammen mit der Heidelberger Medizinischen Fakultät beschlossen, Wolfgang Jaeger mit dieser kleinen Schrift ein Denkmal zu setzen. In ihr soll Jaeger selbst noch einmal mit einem charakteristischen Beitrag zu Worte kommen – dem 1994 gehaltenen Vortrag über „H. v. Helmholtz und die Begründung der Augenheilkunde". Außerdem enthält dieser Band den Nachruf aus dem Jahrbuch der Akademie für 1995 sowie Beiträge sachverständiger Kollegen über Jaegers Leistungen für die Augenheilkunde im allgemeinen, speziell über seine Arbeiten zum besseren Verständnis des Farbensehens und seiner Störungen; aber auch über seine Beiträge zur Kunstgeschichte. Schließlich folgt ein Bericht über seine erfolgreiche Arbeit als langjähriger Schriftführer der Deutschen Ophthalmologischen Gesellschaft. Daß damit nur ein Ausschnitt aus seinen vielfältigen Aktivitäten dargestellt wird, darüber sind wir uns im klaren. Eine Auswahl aus seinen Schriften soll all denen helfen, die sich noch weiter in das reiche Lebenswerk dieses Arztes und Wissenschaftlers vertiefen wollen.

G. Seebaß	F. Vogel	H.-G. Sonntag
Präsident	Sekretar	Dekan
der Heidelberger	der Mathematisch-	der
Akademie der	naturwissenschaftlichen	Medizinischen
Wissenschaften	Klasse der Akademie	Fakultät

Inhaltsverzeichnis

Verzeichnis der Autoren

Professor Dr. Dr. Klaus Bergdolt
Institut für Geschichte und Ethik der Medizin, Universität zu Köln
Joseph-Stelzmann-Straße 9/Gebäude 29, 50931 Köln

Professor Dr. Anita Blankenagel
Augenklinik der Universität Heidelberg
Im Neuenheimer Feld 400, 69120 Heidelberg

Professor Dr. Hermann Krastel
Augenklinik der Universität Heidelberg
Im Neuenheimer Feld 400, 69120 Heidelberg

Professor Dr. Alfons Tenner
Ebnetstraße 2, 88239 Wangen i. Allgäu

Professor Dr. Hans Eberhard Völcker
Augenklinik der Universität Heidelberg
Im Neuenheimer Feld 400, 69120 Heidelberg

Professor Dr. Dr. h.c. Friedrich Vogel
Heidelberger Akademie der Wissenschaften
Karlstraße 4, 69117 Heidelberg

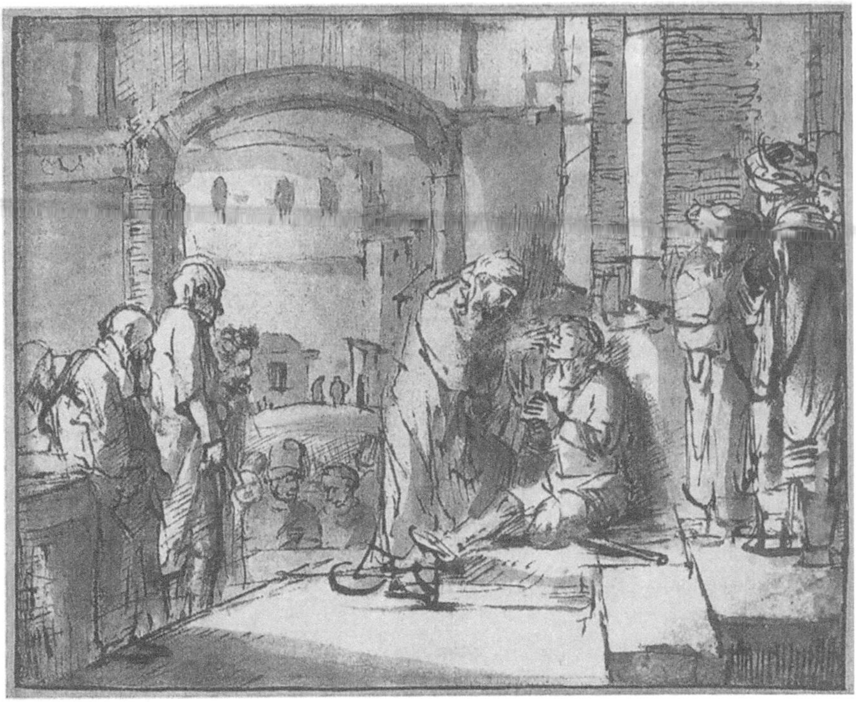

Abb. 1. Die „Heilung des Blinden", eine Handzeichnung von Rembrandt, ist die letzte Abbildung in W. Jaegers Buch „Die Heilung des Blinden in der Kunst" (Verlag Jan Thorbecke, 1960). In diesem Buch stellte der Verfasser das Motiv der Blindenheilung durch Jesus in der Geschichte der christlichen Kunst dar, angefangen von römischen Sarkophagen des 4. Jahrhunderts bis hin zu eben der Rembrandt-Zeichnung von (ungefähr) 1659. Dazu schrieb er (S. 28): „Wie ein versöhnender Ausklang" (nach mehr äußerlich gestalteten Bildern aus dem 16. Jahrhundert) „führt da die Zeichnung Rembrandts ... wieder ganz nahe an den tiefen geistigen Gehalt der mittelalterlichen Darstellungen der Blindenheilung heran. Voll gläubigen Vertrauens sitzt der blinde Bettler am Eingang des Tempels, den Kopf etwas zurückgeneigt, ganz in Erwartung dessen, das ihm zuteil werden soll. Nach dieser Zeichnung Rembrandts verschwindet das Thema der Blindenheilung aus der großen Kunst. Es bleibt von da an beschränkt auf einige Bibelillustrationen rein belehrenden Inhaltes ohne selbständigen künstlerischen Wert. Wer glaubte denn noch an Wunder im Zeitalter der Aufklärung und im Zeitalter der Naturwissenschaft? Und wenn noch an Wunder geglaubt wurde, so spielte sich das auf einer volkstümlicheren und einfacheren Stufe der Religiosität ab. Und doch gibt es wenige Worte des Neuen Testamentes, die so schlicht und so einfach die Gegenüberstellung des hilfsbedürftigen Menschen und des hilfespendenden Christus kennzeichnen wie die Bitte: „Herr, daß ich sehend werde", und die Antwort: „Sei sehend, dein Glaube hat dir geholfen."

Nachruf auf Wolfgang Jaeger

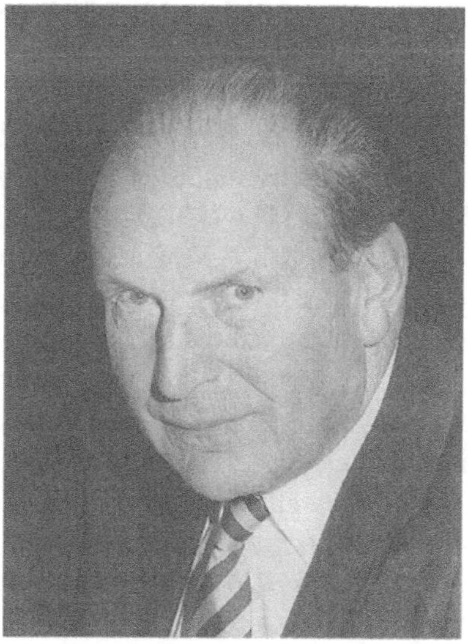

Abb. 2. Wolfgang Jaeger
29.12.1917 - 15.10.1995

„Der Blinde ist seit den frühesten Zeiten der Menschheit der Inbegriff der armseligen und hilfsbedürftigen Kreatur. Niemand wird ihm sein Mitleid versagen können." Mit diesen Sätzen beginnt Wolfgang Jaegers 1960 erschienenes Buch „Die Heilung des Blinden in der Kunst". Wie ein Blitzlicht leuchten sie hinein in die Tiefe des menschlichen Hintergrundes seiner Arbeit als Augenarzt.

Wolfgang Jaeger wurde am 29. 12. 1917 geboren; er starb am 15. 10. 1995. Er stammt aus einer Familie von Gelehrten und Ärzten; Großvater und Vater waren Augenärzte. In Traunstein besuchte er das Humanistische Gymnasium, wo sein Vater eine Augenklinik leitete. Nach dem Abitur im Jahre 1936 begann er zunächst, Geschichte zu studieren; schon zu Beginn seines Studiums in Freiburg gelangte er in den Umkreis von Gerhard Ritter. Diese Beziehung führte dann 1942 dazu, daß er - nun Mitglied des Freundeskreises um Hans Scholl in München - eine erneute Verbindung zu Ritter herzustellen suchte. - Er studierte in Freiburg und dann in Leipzig. Einer seiner späteren akademischen Lehrer meinte in Rückschau auf seine Studienzeit, er sei „zu gläubig an das Geistige" gewesen. Damit hat er ihn richtig charakterisiert; der „Glaube an das Geistige" blieb ihm sein ganzes Leben hindurch erhalten; zusammen mit dem zweiten Pol – dem Drang, etwas praktisch zu bewirken – prägte er sein Lebenswerk.

Als im Jahre 1939 der Krieg begonnen hatte, teilte Jaeger das Schicksal der meisten jungen Männer seiner Altersgruppe; er wurde Soldat. Im Oktober 1941 wurde er in Rußland schwer verwundet. Nach einer Rekonvaleszenz von vielen Monaten konnte er 1942 sein Studium wieder aufnehmen; dieses Mal in München. Sicher waren es auch seine Erfahrungen im Kriege und als Verwundeter im Lazarett, die ihn bestimmten, das Studienfach zu wechseln mit dem Ziel, Arzt zu werden. In München begegnete er Hans und Sophie Scholl und ihren Freunden, die über Wege nachdachten, wie man dem von ihnen als verbrecherisch erkannten Nazi-Regime wirksamen Widerstand leisten könne. Sie begannen damals, ihre Flugblätter zu verteilen, von denen das letzte und wohl am besten formulierte von Professor Kurt Huber verfaßt worden war, der mit dieser Gruppe in engem Kontakt stand. Bekanntlich führte dieses Flugblatt, das am 18. 2. 1943 in der Münchener Universität aufgelegt und von den Geschwistern Scholl in den Lichthof des Universitätsgebäudes geworfen wurde, zu ihrer Verhaftung und dem unmittelbar darauf folgenden Todesurteil. Etwas später wurde auch Huber zum Tode verurteilt und hingerichtet. Jaeger hat im September 1981 in der Heidelberger Universitäts-Zeitschrift Ruperto-Carola ausführlich aus diesem Flugblatt zitiert. – Er selbst war an der Aktion nicht aktiv beteiligt; er hat dann aber die Schreibmaschine, mit der die Flugblätter geschrieben waren, beiseite geschafft. Mit viel Glück – und mit Hilfe seiner militärischen Vorgesetzten – ging ein Gestapo-Verhör für ihn gut aus. Die Begegnung mit diesem Kreis von Widerstandskämpfern hat ihn jedoch tief beeindruckt; später ist er im Gespräch und auch in verschiedenen Publikationen immer wieder darauf zurückgekommen.

Er konnte sein Medizinstudium fortsetzen; nach Kriegsende hat er dann noch vier Semester in Heidelberg studiert, und hier bestand er auch 1947/48 das Staatsexamen. Sein Prüfer in Pathologie, Wilhelm Doerr, mit dem er bis zu seinem Tode in Freundschaft verbunden blieb, hat ihm später – anläßlich seiner Aufnahme in die Akademie – bescheinigt: „Der Candidat war ausgezeichnet!“

Nach seiner Medizinalassistentenzeit trat er als Assistenzarzt in die Heidelberger Universitäts-Augenklinik ein, deren Leiter damals Ernst Engelking war. Er habilitierte sich 1953 und wurde 1958 zum apl. Professor ernannt; damals war er Oberarzt der Klinik. Im gleichen Jahr bot man ihm an, die berühmte Augenklinik der Stadt Essen zu übernehmen. Bevor er jedoch nach Essen überwechseln konnte, erhielt er einen Ruf auf das Ordinariat seines Faches in Heidelberg als Nachfolger seines Lehrers Engelking. Diese Stellung hatte er bis zu seiner Emeritierung im Jahr 1986 inne. Die Berufung als Ordinarius an die gleiche Universität, an der man bis dahin als „zweiter Mann“ in derselben Klinik gearbeitet hat, ist auch heute sehr ungewöhnlich; damals war das erst recht so. Einen ehrenvollen Ruf nach München hat er 1966 abgelehnt. Er berichtete mir damals, er habe sich in München umgesehen. Die Wohnungen seien dort so teuer, daß die Mitarbeiter, die er gerne mitgenommen hätte, sie sich nicht leisten könnten. Das sei ein wesentlicher Grund für die Ablehnung gewesen. Das ist nur ein, aber ein charakteristisches Beispiel für seine Fürsorge für Schüler und Mitarbeiter. Die gleiche warme menschliche Zuwendung haben auch seine zahlreichen Patienten immer wieder erfahren; man muß es erlebt haben, wie er z.B. verständnisvoll auf ein Kind eingegangen ist, das nicht mehr recht sehen konnte; wie er sich bemühte, die notwendigen Untersuchungen so schonend wie möglich durchzuführen; und wie er dann aus der subjektiven Erfahrung des kleinen Patienten zusammen mit dem objektiven Befund den Heilplan entwickelte. Das brachte ihm den Ruf eines nicht nur fachlich-medizinisch äußerst kompetenten, sondern auch ärztlich-menschlich hoch geschätzten Augenarztes. Auch darin war er seinen Schülern und Mitarbeitern ein verpflichtendes Vorbild.

Während der vielen Jahre seiner Tätigkeit war die Heidelberger Augenklinik *das* Zentrum der augenärztlichen Versorgung im weiten Umkreis; auch die niedergelassenen Augenärzte wußten, an wen sie sich wenden konnten, wenn sie nicht mehr so recht weiterwußten. Bei den augenärztlichen Abenden in der Klinik lernten sie die neuesten wissenschaftlichen Entwicklungen kennen. Gleichzeitig trugen diese Abende dazu bei, unter den Augenärzten der Region – die großenteils selbst ihre Ausbildung in der Heidelberger Augenklinik erhalten hatten – die Zusammenarbeit im Interesse der Patienten zu stärken.

Aber auch als akademischer Lehrer hatte Jaeger einen ganz ungewöhnlichen Ruf. Frühere Studenten berichten noch heute voller Begeisterung über die Qualität seiner Vorlesungen und Demonstrationen. Die Gründung einer sozial-ophthalmologischen Sektion unter Frau Blankenagel war ein besonderes Zeichen dafür, daß Jaeger Augenkrankheiten nicht nur als Spezialgebiet der Medizin ansah, sondern immer die darüber hinausgehenden psychosozialen Probleme der Sehbehinderten und Blinden im Blickfeld hatte.

Auch als Administrator in seinem Fach und in der Universität war Jaeger tätig. So war er von 1958 an bis nach seiner Emeritierung Schriftführer der Deutschen Ophthalmologischen Gesellschaft; dort gehörte es zu seinen Aufgaben, die Jahrestagungen dieser Gesellschaft zu organisieren. Dieser Aufabe unterzog er sich zusammen mit seiner Frau Dr. Hildegard Jaeger mit großem Engagement. Beide wurden deshalb zu Ehrenmitgliedern dieser Gesellschaft gewählt. Er war auch Ehrenmitglied mehrerer ausländischer Fachgesellschaften und wurde in die Akademie der Naturforscher Leopoldina berufen. Von 1960 bis 1963 amtierte er als Vorsitzender des Deutschen Medizinischen Fakultätentages; 1967–1968, in einer für die Universität sehr schwierigen Zeit, war er Dekan der Medizinischen Fakultät und 1969–1976 Senator.

Sein wissenschaftliches Werk zeichnet sich durch imponierende Vielseitigkeit aus; dabei läßt es aber ganz bestimmte Schwerpunkte erkennen. Einer – wohl der wichtigste – dieser Schwerpunkte war von Anfang an das Farbensehen und seine Störungen. Die Wahl dieses Gebietes wurde u.a. dadurch erleichtert, daß in Heidelberg der einzige optische Farben-Mischapparat stand, den es damals in Deutschland gab, und der eine saubere, quantitative Diagnose auch von leichten Anomalien des Farbensehens möglich machte. Schon seine erste Publikation (1949) befaßte sich mit „inkompletter angeborener totaler Farbenblindheit“. Einige Jahre später, noch in den 50er Jahren, wurde er von dem berühmten Schweizer Ophthalmologen A. Franceschetti eingeladen, sich an der Untersuchung und Analyse einer umfangreichen dänischen Familie mit autosomal-rezessiv erblicher totaler Farbenblindheit zu beteiligen. Seine wohl bekannteste Entdeckung aber wurde die autosomal-dominant erbliche juvenile Opticusatrophie mit Störung des Blau-Gelb-Sinnes, die seitdem in der Fachliteratur seinen Namen trägt. Auch mit den häufigsten erblichen Störungen des Farbensinnes, den Anomalien der Rot- und der Grün-Komponente, hat er sich befaßt; seine subtile Untersuchungstechnik erlaubte es ihm und seinen Mitarbeitern, viele neue Aspekte zu entdecken. Unter anderem beschrieb er schon 1951 eine Familie mit durchaus atypischen Anomalien des Farbensehens (die noch heute unerklärt sind).

Seit den 70er Jahren kennt man durch die Arbeiten von Nathans die molekulargenetischen Grundlagen dieser Störungen; diese neuen Entwicklungen hat er auch noch nach seiner Emeritierung und bis in seine letzten Lebensjahre hinein lebhaft verfolgt; immer wieder mußte ich ihn mit neuer Literatur versorgen. Besonders gerne erinnere ich mich an einen Abend im Spätsommer 1994, als er in meinem Garten mit A. G. Motulsky (Seattle) diskutierte, der gerade die neuesten Untersuchungen zur Molekulargenetik der Rot-Grün-Störungen durchgeführt hatte. Ich selbst wurde über seine medizinisch-genetischen Interessen schon früh mit ihm bekannt. Ich lernte Wolfgang Jaeger 1956 während des 1. Internationalen Kongresses für Humangenetik in Kopenhagen kennen. Ich hatte auf Grund eher indirekter Hinweise eine Hypothese über die genetische Grundlage des Retinoblastoms aufgestellt – des damals noch oft zur Erblindung oder gar zum Tode führenden Augenkrebses der kleinen Kinder. Was ich nun brauchte, war eine Serie von Kindern von in früheren Jahrzehnten erfolgreich behandelten Patienten. Eine solche Serie machte er mir in Heidelberg zugänglich, und er half beim Organisieren ihrer Untersuchung. Seitdem hat er mir immer wieder in freundschaftlicher Weise geholfen; so stellte er dem Ende 1962 neu gegründeten Institut für Humangenetik die Erdgeschoß-Räume des gerade in Betrieb genommenen Poliklinik-Anbaus der Augenklinik für den Ausbau von Laboratorien zur Verfügung. Wir haben damals gemeinsam begonnen, die Absolventen der Blindenschule in Ilvesheim genetisch zu beraten – in den 60er Jahren eine Pionierleistung. Aus der fachlichen Zusammenarbeit entwickelte sich über die Pflege auch außerfachlicher gemeinsamer Interessen eine persönliche Freundschaft.

Die Fähigkeit, über wissenschaftliche Probleme zu kommunizieren und sich durch Spezialisten verwandter Gebiete zu eigenen Arbeiten anregen zu lassen, war eine von Jaegers hervorstechenden Eigenschaften. In seiner Antrittsrede bei der Akademie 1981 schildert er, wie er den Physiologen A. Fleckenstein in einem Fall von Bienenstich-Verletzung der Hornhaut um Rat fragte; daraus entwickelte sich seine Habilitationsschrift über die Einwirkung tierischer und chemischer Gifte auf das Enzymsystem der Hornhaut. Durch den Immunologen O. Westphal wurde er angeregt, als erster die Fibrinolyse durch dosierte Fiebertherapie mit Endotoxinen gramnegativer Bakterien in die Augenheilkunde einzuführen. Als ich Ende 1962 nach Heidelberg gekommen war, ließ er sich immer wieder über Probleme der Medizinischen Genetik informieren. Er hat sich auch selbst über die Störungen des Farbensinnes hinaus mit zahlreichen genetisch verursachten Krankheiten wissenschaftlich befaßt; seien es die tapeto-retinalen Degenerationen – wie z. B. die Chorioideremie – oder Manifestationen am Auge bei erblichen Stoftwechselerkrankungen wie der Cystinose oder der Tyrosinämie beim Richner-Hanhart-Svndrom.

Bei all diesen Analysen machte er sich nicht nur die überlieferten Untersuchungsmethoden zunutze, sondern er war auch erfinderisch in der Entwicklung neuer Geräte. So erfand er ein Meßgerät für die Messung der Tiefe der Vorderkammer des Auges mit Hilfe planparalleler Platten; das Prinzip ist heute allgemein eingeführt und wird z.B. benutzt bei der Einpassung von Linsen-Prothesen. Mit Mitarbeitern zusammen entwickelte er die Refraktionsbestimmung mit kontinuierlichem Laserlicht, die Untersuchung von Sehschärfen bei bewegten Objekten, und (zusammen mit A. Blankenagel) ein Fernseh-Lesegerät für hochgradig Sehbehinderte.

Neben all diesen praktischen Arbeiten reflektierte er auch über die Geschichte der Augenheilkunde; sei es über die Erfindung des Augenspiegels durch Helmholtz oder Goethes Untersuchungen an Farbenblinden. Es ist fast unglaublich, daß er neben der Arbeit als Arzt und Klinikdirektor und als äußerst produktiver Wissenschaftler noch Zeit fand für Kunstgeschichte. So wies er darauf hin, daß etwa Rubens sich auch als Illustrator für ein Lehrbuch der Optik betätigt hat (1976). Sein Buch über die „Blindenheilungen in der Kunst" wurde schon zu Anfang erwähnt; das Buch über Augenvotive (Votivgaben; Votivbilder; Amulette), das 1974 erschien, ist eine amüsante und informative Lektüre. Beide Bücher erinnern uns daran, daß Sehstörungen bis hin zur Blindheit früher (und noch heute in Ländern der Dritten Welt) viel häufiger waren, als sie heute bei uns sind; er hat das am Beispiel der Klientel der Sehbehinderten-Schule in Ilvesheim über viele Jahrzehnte hin dargestellt: Während es früher vor allem Infektionen aller Art waren, die zur Erblindung führten, stehen heute die zahlreichen genetischen Erkrankungen ganz im Vordergrunde; denn die Erfolge der modernen Medizin haben uns gelehrt, viele durch Infektionen verursachte Sehstörungen zu verhindern oder erfolgreich zu behandeln. Genetische Beratung, Diagnostik und Prophylaxe helfen uns heute, genetisch verursachten Sehstörungen vorzubeugen. Diese neuen Kenntnisse im Interesse unserer Patienten praktisch wirksam werden zu lassen, das war unser gemeinsames Ziel.

An den Veranstaltungen unserer Akademie nahm er recht regelmäßig teil; wir alle haben ihn noch als Vortragenden und als Diskussionspartner in lebhafter Erinnerung. Immer wieder hatte er Neues und Interessantes beizusteuern, welches Thema auch immer an der Reihe war. Immer wieder mußten wir seine stupende Allgemeinbildung, sein waches Interesse und das Treffende seiner Bemerkungen bewundern. Um den Jahreswechsel 1994–95 wurde deutlich, daß er schwer krank war: Ein inoperables Pankreas-Ca. Die Unterstützung guter Ärzte – und der Beistand seiner Frau und seiner fünf Kinder – halfen mit, die folgenden, schweren Monate noch einigermaßen erträglich zu gestalten. Das unvermeidliche Ende vor Augen, hat er seine Angelegenheiten geordnet. Als ich ihn Ende September zum letzten Male besuchte, war er durch die Krankheit schon schwer gezeichnet; er konnte nicht mehr auf natürlichem Wege essen, sondern mußte intravenös ernährt werden. Er ließ mich über meine Erfahrungen anläßlich einer wissenschaftlichen Tibet-Reise berichten und folgte mir mit - angesichts seines Zustandes - fast unglaublicher Wachheit. Das lebhafte Interesse für wissenschaftliche und auch politische Probleme - über sein eigenes, persönliches Schicksal hinaus - blieb ihm bis in die letzte Phase seiner Krankheit hinein erhalten.

Wir alle haben einen exzellenten Wissenschaftler, einen hervorragenden Arzt, einen Gelehrten mit ganz ungewöhnlich breiter und tiefer Allgemeinbildung, und vor allem einen guten Menschen verloren. Mir war er ein Freund, den ich entbehren werde.

Friedrich Vogel

Bevor nun Jaegers vielfältige Leistungen als Wissenschaftler, Arzt und Organisator durch berufene Fachleute gewürdigt werden, soll er selbst zu Wort kommen. Einer seiner letzten wissenschaftlichen Veröffentlichungen war ein Festvortrag, den er bei der Hermann-von-Helmholtz-Gedenkfeier der Universität Heidelberg am 26. Oktober 1994 gehalten hat mit dem Titel: „Hermann von Helmholtz und die Begründung der Augenheilkunde als wissenschaftliches Fach in der Mitte des 19. Jahrhunderts". In diesem Vortrag werden wesentliche Aspekte seines wissenschaftlichen und ärztlichen Wirkens deutlich; zunächst natürlich sein Interesse an Geschichte - nicht nur der Geschichte der Ophthalmologie, sondern auch der Wissenschaftsgeschichte im allgemeinen. Dann aber auch sein Sinn für die naturwissenschaftlichen Grundlagen der Medizin; hier besonders die Anwendung physikalischer Prinzipien auf die ophthalmologische Diagnostik. Das erste - und bekannteste - Beispiel ist natürlich der Augenspiegel; mit dieser Erfindung hatte Helmholtz die wissenschaftliche Augenheilkunde erst eigentlich begründet. Daneben nennt Jaeger aber auch die Erfindung des Ophthalmometers zur Messung der Wölbung und Brechkraft von Hornhaut und Linse. Das sind glänzende Beispiele dafür, wie es möglich ist, relativ einfache physikalische Prinzipien für die praktische Medizin zu nutzen. Hier sei daran erinnert, daß auch Jaeger selbst auf diesem Gebiet produktiv war; etwa indem er ein Meßgerät für die Messung der Tiefe der Augen-Vorderkammer erfand. - In Jaegers Vortrag wird aber noch ein weiteres Thema behandelt, wo Helmholtz Pionierarbeit leistete und wo Jaeger ihm auf seinen Spuren folgte: Helmholtz entwickelte als erster die Drei-Komponenten-Theorie des Farbensehens, und zwar rein auf Grund physikalischer und sinnesphysiologischer Beobachtungen. Die Arbeiten Jaegers und seiner Mitarbeiter auf diesem Gebiet sind in dem Beitrag von Krastel (S. 29) dargestellt. So dokumentiert der Helmholtz-Vortrag die Begegnung eines schöpferischen Geistes unserer Zeit mit einem Genie, das hundert Jahre früher produktiv war.

Hermann von Helmholtz und die Begründung der Augenheilkunde als wissenschaftliches Fach in der Mitte des 19. Jahrhunderts*

Im Jahre 1858 war Helmholtz eben in Heidelberg angekommen, als sich der Freundeskreis um Albrecht v. Graefe, den Begründer der wissenschaftlichen Augenheilkunde, hier zum zweiten Mal traf. Für die versammelten Augenärzte war die Anwesenheit des frisch nach Heidelberg Berufenen natürlich ein herausragendes Ereignis. Spontan entschloß man sich, Helmholtz einzuladen und mit einer besonderen Gabe zu ehren [1]. Beim Festbankett überreichte ihm Graefe einen Silberbecher mit der eingravierten Aufschrift:

> „Dem Schöpfer neuer Wissenschaft
> dem Wohltäter der Menschheit,
> in dankbarer Erinnerung an die
> Erfindung des Augenspiegels."

Diese Erfindung lag damals fast 8 Jahre zurück, hatte aber schon weltweite Bedeutung gewonnen. Denn die in der Widmung angesprochene „neue Wissenschaft" war eben die Augenheilkunde.

1850 war Helmholtz gerade 29 Jahre alt und seit einem Jahr Professor für Physiologie in Königsberg. In seiner Vorlesung wollte er seinen Studenten die Theorie des Augenleuchtens erklären. Dazu stellte er fest, daß keiner seiner Vorgänger, die über das Augenleuchten gearbeitet hatten, die Frage gestellt hatte, welchem optischen Bild die aus dem Auge zurückkommenden Strahlen angehören.

In einem ausführlichen Brief an seinen Vater [2] berichtete er im Dezember 1850, daß die Antwort auf diese Frage weiter keine Kenntnisse erfordert hätte, als er im Gymnasium von Optik gelernt hatte, und daß es ihm lächerlich vorkam, wie andere Leute und er selbst so vernagelt sein konnten, sie nicht schon viel früher zu finden.

Das hat Walter Gerlach in seiner Gedenkrede 1950 [3] so kommentiert: „Diese anderen Leute hatten eben nicht die Kombinationsgabe und den Blick für das Erreichbare, welche – verbunden mit Zähigkeit und strengster Kritik jedes einzelnen Schrittes – den großen Naturforscher ausmachen."

In einer Tischrede zu seinem 70. Geburtstag hat Helmholtz zwar mit einem gewissen Understatement gesagt: „Der Augenspiegel ist wohl die populärste meiner wissenschaftlichen Leistungen geworden. Aber ich habe schon den Augenärzten berichtet, wie dabei das Glück eigentlich eine unverhältnismäßig größere Rolle gespielt hat, als mein Verdienst." [4]

---

* Der folgende Beitrag von Wolfgang Jaeger wurde bei der Hermann-von-Helmholtz-Gedenkfeier der Universität Heidelberg am 26. Oktober 1994 in der Alten Aula als Festvortrag gehalten.

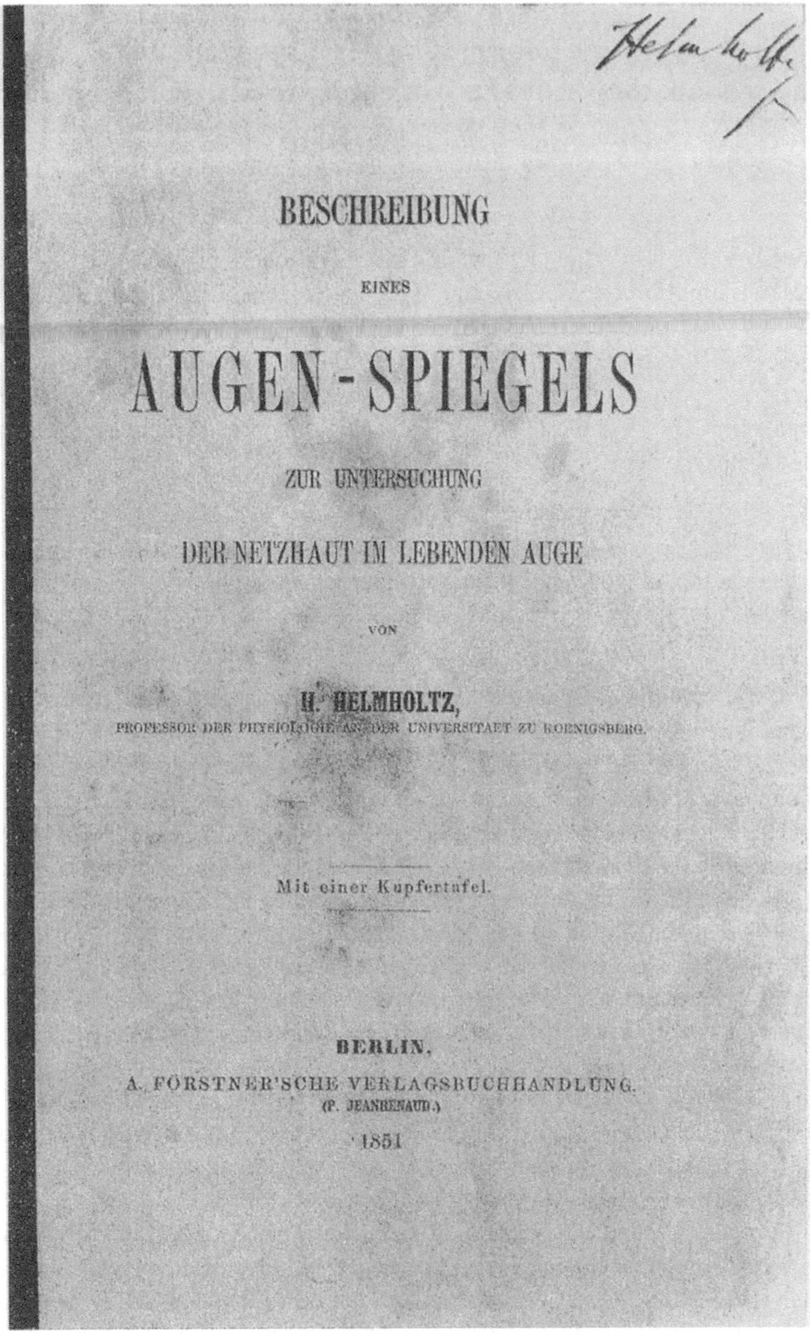
Helmholtz

BESCHREIBUNG

EINES

AUGEN-SPIEGELS

ZUR UNTERSUCHUNG

DER NETZHAUT IM LEBENDEN AUGE

VON

H. HELMHOLTZ,

PROFESSOR DER PHYSIOLOGIE AN DER UNIVERSITAET ZU KOENIGSBERG.

Mit einer Kupfertafel.

BERLIN.

A. FÖRSTNER'SCHE VERLAGSBUCHHANDLUNG.

(P. JEANRENAUD.)

1851

Abb. 3. Originalpublikation der Beschreibung des Augenspiegels. Persönliches Exemplar von Helmholtz

Helmholtz hat aber doch schon im Dezember 1850 genau die weitreichende Bedeutung dieser Entdeckung erkannt, denn am Schluß des erwähnten Briefes an seinen Vater schreibt er: „Durch meine Erfindung wird die speziellste Untersuchung der inneren Gebilde des Auges möglich. Ich habe dieses als ein sehr vorsichtig zu behandelndes Ei des Kolumbus sogleich in der Physikalischen Gesellschaft in Berlin als mein Eigentum proklamieren lassen. Lasse gegenwärtig ein solches Instrument arbeiten, welches besser und bequemer ist als meine Pappklebereien, und werde dann die Sache veröffentlichen."

Abb. 3 zeigt die Veröffentlichung von 1851 [5], und zwar sein persönliches Exemplar, am Schluß mit einer von Helmholtz selbst gezeichneten und danach gestochenen Abbildung des Augenspiegels.

Aus 3 hintereinander gelegten Deckgläschen hatte er sich einen halbdurchlässigen Spiegel hergestellt, der das Licht der Lichtquelle in das Patientenauge reflektiert und dadurch die Pupille aufleuchten läßt, der aber zugleich dem untersuchenden Arzt den Durchblick ermöglicht. Um mit den aus dem Auge zurückkommenden Strahlen nun auch ein detailliertes Bild vom Augenhintergrund zu erzielen, mußten außerdem vor das Auge des Beobachters Minusgläser eingeschaltet werden. Die jeweilige Stärke dieser Gläser war abhängig von der Brechkraft des Auges sowohl des Patienten wie des Arztes (Abb. 4).

In dieser Form hat zunächst die Werkstatt des Königsberger Physiologischen Instituts die Augenspiegel hergestellt. Die zahlreichen Bestellungen, die aus ganz Europa eingingen, konnten jedoch bald nicht mehr bewältigt werden. Deshalb erfolgte ab 1852 eine serienmäßige Herstellung. Aus der Werkstatt Jul. Herm. Schmidt (Halle) stammen 2 solcher Exemplare mit einem Satz von Minusgläsern, die jeweils in einen Schlitz des Metallrings hinter dem Spiegel eingeschoben werden konnten (Abb. 3).

Helmholtz sah voraus, daß die Benutzer seines Augenspiegels zunächst Schwierigkeiten haben würden. Deshalb entschloß er sich, die Universitätsferien 1851 dazu zu verwenden, die wichtigsten Augenkliniken zu besuchen, um den Kollegen Unterricht im Ophthalmoskopieren zu erteilen. Dabei kam er auch nach Göttingen zu Professor Ruete. Dieser schildert den Besuch in folgender Weise: „Der Entdeckung jenes verehrten Mannes verdanke ich eine der schönsten Freuden meines Lebens, als ich unter seiner Anleitung bei seiner Anwesenheit in Göttingen mit Hilfe jenes Instrumentes zuerst die Netzhaut, den Sehnerv und die Stelle des schärfsten Sehens erblickte."

Wie fruchtbar der Anstoß war, den Helmholtz mit seinem Besuch und seinem Instrument bewirkt hatte, zeigte sich daran, daß schon im nächsten Jahr 1852 von Ruete ein Augenspiegel vorgelegt wurde, der es erlaubte, den Augenhintergrund im umgekehrten Bild zu sehen [6]. Ein wesentlicher Vorteil war, daß der koaxiale Strahlengang durch einen durchbohrten Hohlspiegel erzielt wurde, der mehr Licht ins Auge bringt als der halbdurchlässige Spiegel am Helmholtzschen Gerät.

Das Erstaunliche und Bewundernswerte ist nun an Helmholtz, daß er daraufhin noch im gleichen Jahr 1852 im Archiv für Physiologische Heilkunde einen Aufsatz veröffentlichte: „Über eine neue einfachste Form des Augenspiegels" [7]. „Zweck der vorliegenden Abhandlung ist es" – heißt es in der Einleitung – „auf

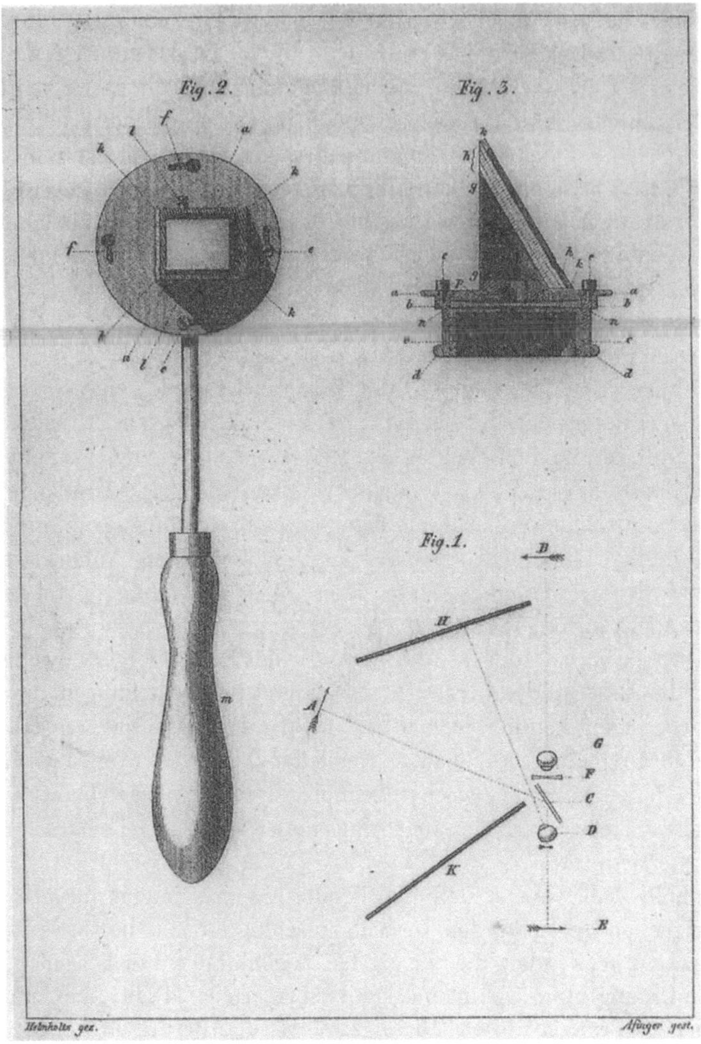

Abb. 4. Abbildung am Schluß der Originalpublikation. Von Helmholtz gezeichnet (Helmholtz gez. Afinger gest.)

eine ganz außerordentliche Vereinfachung von Ruete's Instrument aufmerksam zu machen. Diese Vereinfachung geht in Bezug auf das instrumentelle Zubehör so weit, daß es unmöglich ist, sie zu übertreffen." Erforderlich war nämlich nur eine frei von der Hand geführte Konvexlinse und als Beleuchtung entweder der durchlochte Konkavspiegel Ruetes oder ein Arrangement, bei dem die gegen das Auge mit irgend einem Diaphragma abgeschirmte Lichtquelle unmittelbar neben die Beobachterpupille gebracht wird. Man muß beide Arbeiten von Helmholtz für den Augenspiegel zusammennehmen, um zu erkennen, „daß hier eigentlich alle

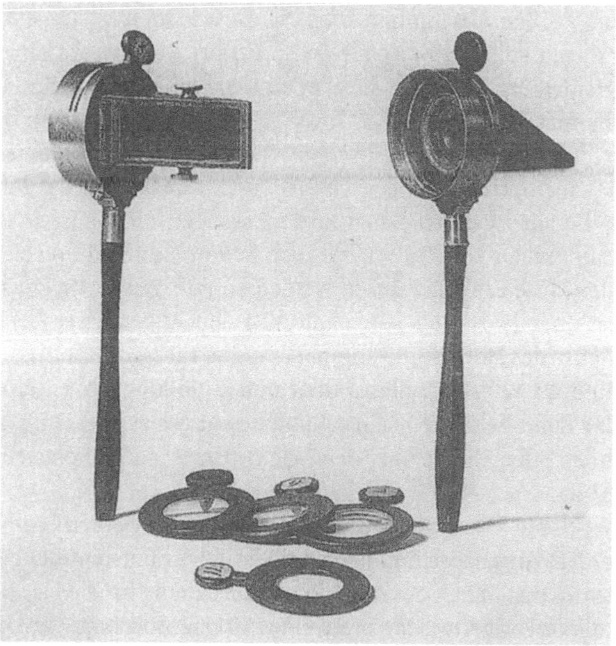

Abb. 5. Zwei Spiegel aus der Produktion von Julius Hermann Schmidt (Halle/Saale)

wesentlichen Pläne, die mit dem Augenspiegel zusammenhängen, bereits aufgegriffen und mit einer meisterhaften Klarheit zur Darstellung gelangt sind" (Engelking [8]).

Die folgenden Jahre und Jahrzehnte bringen alle die von Helmholtz schon vorausgesehenen Entwicklungen der Ophthalmoskopie mit zahlreichen Modifikationen und instrumentellen Varianten. Auf alle trifft jedoch zu, was Helmholtz gegen Ende seines Lebens zurückschauend schreibt: „Wesentliche neue Prinzipien für die Erleuchtung und Erkennung der Netzhaut sind dabei aber nicht gefunden worden. Die von mir aufgestellte Theorie des Augenleuchtens und der Augenspiegel haben keine wesentliche Veränderung erfahren." [9]

Die zweite bedeutende wissenschaftliche Leistung, die die Augenheilkunde Helmholtz verdankt, ist das „Handbuch der Physiologischen Optik".

„Die Physik des Lebendigen" war das Thema der Gedenkfeier an der Humoldt-Universität anläßlich des 100. Todestages am 8. September. Und es gibt wohl kaum eine andere wissenschaftliche Disziplin, die so von allem Anfang an in die physikalischen Grundlagen ihres Faches eingeführt wurde wie die Augenheilkunde durch das „Handbuch der Physiologischen Optik". Einerseits ist es eine große monographische Gesamtdarstellung mit schon in der ersten Auflage mehr als 900 Seiten. Zum ersten Mal wird Ordnung und System in die schon vorliegenden Ergebnisse der sinnesphysiologischen Forschung gebracht. Und andererseits ist es eine Fundrube neuer Entdeckungen und Erfindungen aus Helmholtz' eigener Arbeit.

Aus den 3 großen Abschnitten Dioptrik, Gesichtsempfindungen und Gesichtswahrnehmungen sollen 3 Beispiele demonstriert werden, die einen besonderen Bezug zu Heidelberg haben, da sie als Originale in den Sammlungen unserer Institute vorhanden sind.

Der erste Teil, die Dioptrik, ist schon 1856 in Bonn abgeschlossen worden. Zur Darstellung der optischen Eigenschaften und Konstanten des Auges schienen Helmholtz die vorliegenden Daten und Messungen nicht ausreichend. So hat er das Ophthalmometer konstruiert, mit dem Krümmung und Brechkraft der Hornhaut und der Linse exakt gemessen werden konnte. Das fertig konstruierte Gerät wurde noch über Jahre und Jahrzehnte von den Augenärzten benutzt, um Ausmaß und Achse des Hornhaut-Astigmatismus zu messen (Abb. 6).

Für Helmholtz selbst hat dieses Instrument die Möglichkeit eröffnet, die Verformung der Linse bei der Naheinstellung des Auges zu messen. Damit hat er die bis dahin noch offene Frage über den Mechanismus der Naheinstellung endgültig geklärt [10].

Man darf daran erinnern, daß auf der Jubiläumsbriefmarke unserer Bundespost der vordere Augenabschnitt dargestellt ist. In der unteren Hälfte der Zeichnung ist die Linse dünner. Das ist der Zustand der Einstellung für die Ferne. In der oberen Hälfte hat die dicker gewordene Linse eine stärkere Brechkraft, um die Naheinstellung des Auges herzustellen. Diese Veränderung hat Helmholtz mit dem Ophthalmometer an der stärkeren Wölbung der Linsenvorderfläche der Linse erkannt.

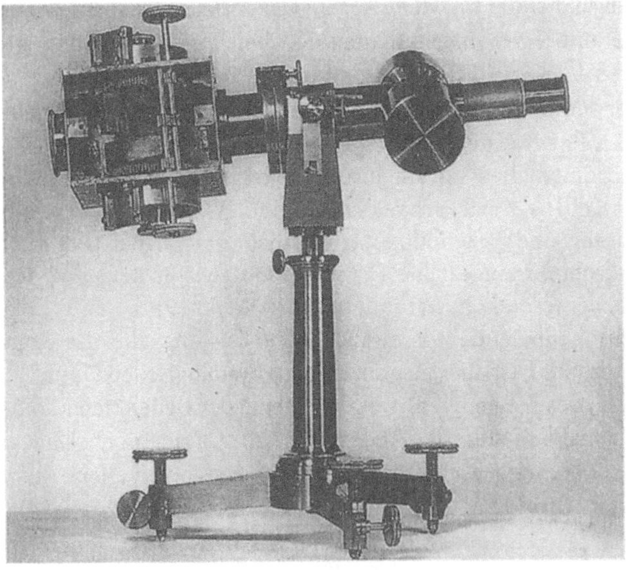

Abb. 6. Ophthalmometer zur Messung der Wölbung und Brechkraft der Hornhaut. Der Kasten, welcher die gegeneinander verdrehbaren Platten enthält, ist geöffnet

Um bei der Briefmarke zu bleiben: Das hier dargestellte Farbendreieck führt uns zum zweiten Teil des „Handbuchs der Physiologischen Optik", zu den Gesichtsempfindungen. Dieser Teil wurde 1860 hier in Heidelberg fertiggestellt und enthält alle Daten und Beobachtungen zum Licht- und Farbensinn. Beim Farbensinn stammt das meiste von Helmholtz selbst. Denn schon 1852, also unmittelbar nach der Erfindung des Augenspiegels, hat er dieses Thema in Angriff genommen. Es ist ihm zunächst schwergefallen. Er berichtet über seine ersten Versuche: „Die Farbentheorie war eine Nuß, an deren Eröffnung nicht nur unser großer Dichter vergebens gearbeitet hat, sondern auch wir Physiker und Physiologen; ich schließe mich hier ein, weil ich selbst mich lange Zeit damit abgemüht habe, ohne eigentlich dem Ziel näherzukommen." [11]

Er mußte zuerst nachweisen, daß die von den Pigmentfarben allgemein bekannte Mischung Gelb + Blau gibt Grün nur für Pigmentfarben stimmt, bei Spektralfarben jedoch Weiß ergibt. Umgekehrt kann mit Spektralfarben Gelb aus Rot und Grün hergestellt werden. Es liegt deshalb auch im Farbendreieck zwischen Rot und Grün.

Die entscheidenden Argumente für diese dreikomponentige Gliederung des menschlichen Farbensehens mit den Grundfarben Rot, Grün und Blau konnte Helmholtz schließlich mit Hilfe eines von ihm konstruierten Farbenmischapparates gewinnen, der Mischungsgleichungen über das ganze Spektrum hin ermöglicht. Bestätigt wurde die seitdem nach Helmholtz benannte trichromatische Theorie außerdem durch die damals neuen Ergebnisse der Untersuchungen an Farbenblinden, bei denen sich zeigte, daß bei den verschiedenen Formen der Farbenblindheit jeweils eine der 3 Komponenten fehlte.

Aus all diesen Beobachtungen hat Helmholtz für diese 3 Komponenten schon eine Verteilung der spektralen Empfindlichkeit berechnet. Diese 3 Kurven sind durch die moderne Methode der Mikrospektrophotometrie inzwischen in glänzender Weise bestätigt worden. Tatsächlich sind in den verschiedenen Photorezeptoren der menschlichen Netzhaut 3 Elemente mit dieser spektralen Empfindlichkeit vorhanden (Abb. 7).

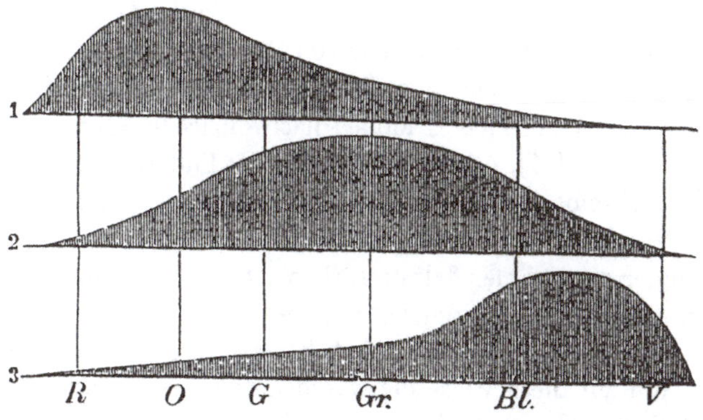

Abb. 7. Spektrale Empfindlichkeit der 3 Komponenten des menschlichen Farbensehens in der Netzhaut. Von Helmholtz aus dem Ergebnis der Mischungsgleichungen abgeleitet und gezeichnet

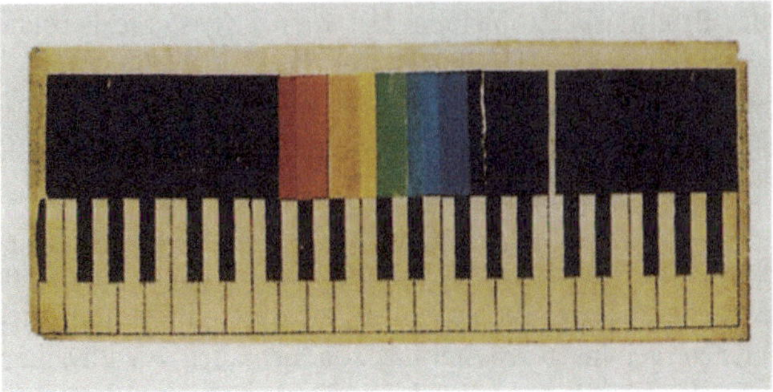

Abb. 8. Demonstration des Umfangs des sichtbaren Spektrums im Verhältnis zu dem Umfang der wahrnehmbaren Töne (von Helmholtz eigenhändig für die Vorlesung angefertigt)

Vom Farbensinn führen die Gedanken in den Heidelberger Jahren schon weiter zu den Tonempfindungen. Die Vorlesungssammlung des Physiologischen Instituts besitzt ein Bild (Abb. 8), von dem es auf der Rückseite heißt, daß es von Helmholtz eigenhändig angefertigt wurde. Es sollte den Studenten die Beziehungen zwischen dem Umfang des sichtbaren Spektrums und dem Umfang der wahrnehmbaren Töne vorführen. Helmholtz hat nämlich neben der Fertigstellung des „Handbuchs der Physiologischen Optik" auch noch eine „Lehre von den Tonempfindungen als physiologische Grundlage für die Theorie der Musik" erarbeitet [12]. Er schreibt im Vorwort, daß es die Frucht 8jähriger Arbeit sei. Es ist ein Werk, das ebenso wie die Behandlung der Gesichtsempfindungen einzigartig ist und weit in wissenschaftliches Neuland vordringt.

Der dritte Teil der Physiologischen Optik enthält die Lehre von den Gesichtswahrnehmungen. Die Wahrnehmungen unterscheiden sich nach der Definition von Helmholtz von dem Empfindungen darin, daß für die Wahrnehmungen Urteile notwendig sind, die wiederum ein Erlernen, ein Einüben und damit Erfahrung voraussetzen. Die entscheidenden Themen dieses Abschnittes sind: die Raumvorstellungen, die Orientierung im Raum, die Richtungslokalisation, die Entfernungslokalisation und damit natürlich auch das beidäugige Sehen.

Ein Beispiel für die genialen Einfälle von Helmholtz, bei dem man die Transformation der Intuition in ein ganz einfaches, aus Pappdeckeln, Siegellack und 4 Spiegelchen zusammengeklebtes Modell nachvollziehen kann, ist der Prototyp des Telestereoskopes [13], aus dem sich später der Entfernungsmesser entwickelte. Helmholtz schreibt dazu an du Bois: „Ich sitze und warte auf die Mechaniker und schmiede inzwischen physiologische Optik zusammen. Eine optische Spielerei, die ich unter dem Namen Telestereoskop ... beschrieben habe, macht, wie ich höre, die Runde durch die Zeitungen." (Abb. 9)

Die Idee war, den Augenabstand nach beiden Seiten mit je zwei Spiegeln zu vergrößern, um auf diese Weise die Querdisparation, d.h. den Unterschied der Bilder des linken und rechten Auges, noch deutlicher zu machen und damit die Entfernungslokalisation noch exakter leisten zu können. Dies ist dann im Entfernungsmesser technisch erreicht.

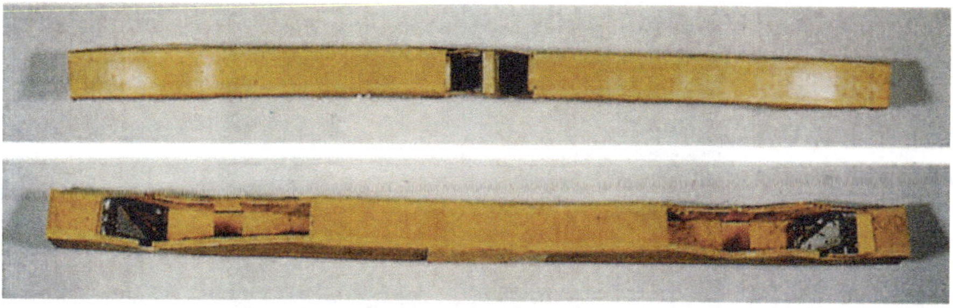

Abb. 9. Prototyp des Telesteroskopes (des späteren Entfernungsmessers). Oben: Seite des Einblicks auf die 2 Spiegel, jeweils für das rechte und linke Auge. Unten: Gegenüberliegende Seiten mit den 2 Spiegeln zum Ausblick auf den entfernten Gegenstand

Dieser dritte Teil des Handbuchs der Physiologischen Optik ist der ausführlichste und anspruchsvollste des ganzen Werkes. Das in seiner Einfachheit bestrickende Beispiel der Konstruktion des Telestereoskops darf nicht darüber hinwegtäuschen, daß für die Erklärung unserer Raumvorstellungen Überlegungen notwendig sind, die von der Sinnesphysiologie zu philosophischen Fragestellungen führen, wie z.B.: Was ist a priori gegeben? Was muß durch „Einübung und Erlernen" hinzugewonnen werden?

Helmholtz hat in diesem dritten Teil seine empiristische Lehre von den Raumwahrnehmungen begründet. Danach wird zwar eine bildungsgesetzliche Fähigkeit zur Raumanschauung angenommen, diese aber zunächst inhaltsleer gedacht. Ausgefüllt wird sie erst durch Erlernen und Übung. Das Entscheidende für die endgültige Ausbildung aller räumlichen Vorstellungen und Bestimmungen ist also für Helmholtz die Erfahrung.

Auch nach seinem Wechsel auf den Berliner Lehrstuhl für Physik haben ihn diese Fragen immer wieder beschäftigt. Abbildung 10 ist ein Portrait seiner Berliner Zeit. Für seine Rektoratsrede 1878 hat er das Thema gewählt: „Die Tatsachen der Wahrnehmung" [14]. Es mögen ihn dabei Überlegungen geleitet haben, die er an anderer Stelle einmal geäußert hat: „Die Medizin ist eben doch das Heimatland, in dem ich aufgewachsen bin. Und auch der Auswanderer versteht und findet sich verstanden am besten in der Heimat."

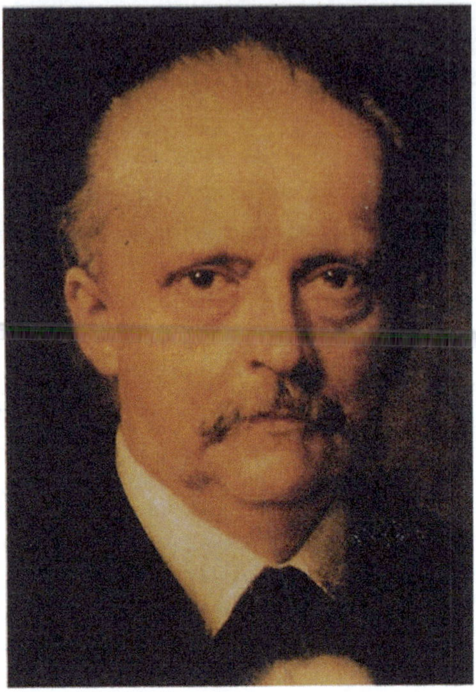

Abb. 10. Portrait von 1881. (Mit Genehmigung der Berliner Nationalgalerie als Ausschnitt aus dem Ektachrom eines Gemäldes von Ludwig Knaus übernommen)

Anmerkungen

1. Esser A (1957) Geschichte der Deutschen Opthalmologischen Gesellschaft. München, S 11
2. Engelking E (1950) Dokumente zur Erfindung des Augenspiegels durch Hermann von Helmholtz im Jahre 1850. München, S 5
3. Gerlach W (1951) Helmholtz als Naturforscher. In: Bericht über die 56. Zusammenkunft der Dt. Ophth. Ges. in München (1990). München, S 3–12
4. v Helmholtz H (1903[5]) Tischrede, gehalten bei der Feier des 70. Geburtstages. 1891. In: Vorträge und Reden, Bd I. Berlin, S 1–22
5. v Helmholtz H (1851) Beschreibung eines Augenspiegels zur Untersuchung der Netzhaut im lebenden Auge. Berlin Nachdruck in: Engelking E: Dokumente zur Erfindung des Augenspiegels, S 9–39. Faksimiledruck in: Jaeger W (1977) Die Erfindung der Ophthalmoskopie. Heidelberg
6. Ruete CGT (1852) Der Augenspiegel und das Optometer für praktische Ärzte. Göttingen. Faksimiledruck in Jaeger W (1977) Die Erfindung der Ophthalmoskopie. Heidelberg
7. v Helmholtz H (1851) Über eine neue einfachste Form des Augenspiegels. Archiv für physiologische Heilkunde 11. Stuttgart. Nachdruck in: Engelking E: Dokumente zur Erfindung des Augenspiegels. S 45–61

8. Engelking E (1951) Hermann von Helmholtz in seiner Bedeutung für die Augenheilkunde. In: Bericht über die 56. Zusammenkunft der Dt. Ophth. Ges. in München 1950. München, S 12–30
9. v Helmholtz H (1867) Handbuch der Physiologischen Optik. 1. Aufl, Leipzig; 2. Aufl Hamburg-Leipzig 1896
10. v Helmholtz H (1856) Über die Accomodation des Auges. V Graefes Arch Ophth 2:1–74
11. v Helmholtz H: Die neueren Fortschritte in der Theorie des Sehens. In: Vorträge und Reden. 5Braunschweig I, S 265–365
12. v Helmholtz H (1870) Die Lehre von den Tonempfindungen als physiologische Grundlage für die Theorie der Musik 3Braunschweig
13. v Helmholtz H (1857) Das Telestereoskop. Poggendorfs Anm 178 (Neue Reihe 102), S 167–175
14. v Helmholtz H (1903) Die Tatsachen der Wahrnehmung. In: Vorträge und Reden. Braunschweig II, S 213–247

Wolfgang Jaeger als akademischer und klinischer Lehrer

Unser großer akademischer und klinischer Lehrer, unser großer wissenschaftlicher Förderer Prof. Dr. W. Jaeger war uns, seinen Schülern, in vielen Bereichen hoch überlegen. Am meisten haben mich von Beginn an die brillante Sprachbegabung und sein großes didaktisches Talent begeistert.

Seine Vorlesung galt nicht umsonst als die beste im ganzen Klinikum. Sein großer Sprachschatz und die Gabe, sich sehr bildhaft auszudrücken, machte vor allem die klinische Beschreibung von Krankheitsbildern so eindrücklich. Besondere Wortschöpfungen wie „Ameiseneiercataract" oder „Krokodilchagrin" für die Endotheldystrophie oder „Cellophanmacula" für das Maculapucker oder „Atlasglanz" bei intumeszenten Cataracten blieben unauslöschlich in Erinnerung.

Diese hohe Sprachbegabung zusammen mit seinem großen Wissen und der großen klinischen Erfahrung machten es für uns alle besonders eindrücklich, wenn er am Patient ein Krankheitsbild beschrieb, vertiefte und die Differentialdiagnose erörterte. Hinzu kam eine fast lexikalische Literaturkenntnis (nicht selten sogar mit Band und Seite: „Lesen Sie doch mal in ...").

In diesem Zusammenhang seien die traditionsreichen „Treppengespräche" während der großen Visite erwähnt, die es auch schon bei seinem Amtsvorgänger Prof. Engelking gab. Dabei wurden nicht nur Themen aus der Klinik, sondern auch solche ganz allgemeiner Art besprochen. Es war nicht nur Freude an treffender Charakterisierung und brillanter Formulierung, sondern immer auch das Engagement des großen Lehrers zu spüren.

Eine andere Gelegenheit waren die Weihnachtsfeiern der Klinik. Keinem Pfarrer, welcher Konfession auch, ist es jemals gelungen, die bessere Rede zu halten. Von uns wurde dies jeweils mit großem Interesse und Genugtuung verfolgt. Darüber hinaus war es vor allem das gemeinsame Musizieren, das ich immer als etwas ganz Außergewöhnliches empfunden habe. In schönster Erinnerung sind mir vor allem das 6. Brandenburgische Konzert von Bach, das wir aus klinikseigenen Kräften aufführen konnten, und die Streichquintette von Mozart. Mit der Bratsche, einem wunderbaren italienischen Meisterinstrument, fügte er sich im Ensemble ein als ein „leader of a team". Dabei beeindruckte er uns nicht nur durch sein feines, einfühlsames Spiel und seine hohe Musikalität, sondern auch durch seine große Kenntnis der Musikliteratur, insbesondere auf dem Gebiet der Kammermusik. Überhaupt wirkte er durch seine hohe Allgemeinbildung besonders auf kunsthistorischem Gebiet nicht nur anregend, sondern auch prägend auf uns.

Er war wohl einer der letzten großen klinischen Lehrer, der das gesamte Gebiet der Augenheilkunde nicht nur übersah, sondern auch vermitteln konnte. Darüber hinaus war sicher sein Engagement als Lehrer einmalig und beispielhaft.

So kämpfte er unermüdlich für den unveränderten Erhalt der großen offenen poliklinischen Ambulanz. Generationen von Assistenten haben deren Abschaffung gefordert, obwohl gerade diese Ambulanz zwar ein „Fegefeuer", aber ein Ausbildungselement ersten Ranges war. Traditionell war dabei nicht nur die Vorstellung jedes einzelnen Patienten beim Oberarzt, sondern vor allem er selbst sah jeden Tag die ausgewählten schwierigen Fälle. Nicht nur die bereits erwähnte Sprachbegabung und große didaktische Begabung, sondern auch sein außergewöhnliches Bemühen bei der Lösung des „schwierigen Falles" waren beispielgebend. Dabei beeindruckte er uns immer wieder als ein brillanter Diagnostiker. Immer wieder stellte er die Frage: „Könnte das nicht ein ... sein?" Auch im Urteil der niedergelassenen, zuweisenden Kollegen hieß es immer wieder: Die Routine wird in anderen Kliniken auch gut erledigt, aber die schwierigen Fälle sind in Heidelberg besser aufgehoben.

Er schonte sich selbst niemals, auch nach langen OP- und Ambulanztagen war ihm nichts zuviel. Darüber hinaus zeigte er Verständnis, wenn wir ihm in seiner großen Dynamik manchmal nicht mehr folgen konnten. Seine Ausbildung war nicht nur hochklassig, sondern auch praxisnah. Immer wieder bewahrheitete sich die allgemeine Erfahrung: Mit der Heidelberger Schule, sprich der Jaegerschen Schule, kommt man draußen gut zurecht. Eine Erfahrung, die ich selbst nur voll und ganz bestätigen kann.

Ein weiteres Beispiel seines großen Engagements als klinischer Lehrer waren die wöchentlichen großen Visiten durch das ganze Haus, bei denen er jeden Patienten auf den Stationen sah. Beeindruckend war dabei immer wieder der Tempowechsel: einerseits die Souveränität und Geschwindigkeit, mit der der Routinefall behandelt wurde, und andererseits der sofortige Wechsel zu einer zeitaufwendigen eingehenden Untersuchung und Erörterung des schwierigen Falles.

Ein weiteres großes didaktisches Element waren die täglichen OP-Vorstellungen, bei denen er jeden Patienten sah, der am folgenden Tag operiert werden sollte. Schwierige Operationen wurden dabei eingehend erörtert. Er nahm damit das heute so favorisierte Konzept der mentalen Vorbereitung bereits vorweg. Er liebte es, auf der Rückseite des OP-Planes seine Vorstellungen von bestimmten Operationen, z.B. an den Lidern, zu skizzieren. Gleichzeitig verwies er auf die entsprechende Literatur und mahnte uns, z.B. bei den „Lidvirtuosen" nachzulesen.

Für mich bleibt darüber hinaus in bester Erinnerung, mit welcher Behutsamkeit, Umsicht und Systematik er uns an die operative Tätigkeit heranführte. Eine gewisse Eigeninitiative erwartete er dabei als selbstverständlich. So sollte z.B. die Enukleation, die damals häufiger durchgeführt werden mußte und gewöhnlich der erste Eingriff des jungen Assistenten war, zuerst in der Pathologie beim Besorgen der Bulbi für Keratoplastiken geübt werden. Der Starschnitt mußte zuerst am Schweineauge ausgeführt werden. Bei den ersten Staroperationen assistierten selbstverständlich ein älterer Oberarzt oder er selbst. Er konnte sich dann anerkennend äußern, wenn man bei einer Operation nicht zitterte. Das heute so oft bemühte Prinzip der Qualitätskontrolle hatte er ebenfalls dabei schon vorweggenommen. Dies war keineswegs überall eine Selbstverständlichkeit.

Später habe ich oft bewundert, wie sehr er uns, den Jüngeren, alle Wege geebnet hat, die neuen Methoden der Mikrochirurgie zu erlernen und an der Klinik einzuführen. Zutiefst bewundert habe ich seine menschliche und verständnisvolle

Reaktion, wenn einer von uns nach dem Operieren ihm von einer Komplikation berichten mußte. Er hat uns nie vernichtet, sondern immer nach Möglichkeiten gesucht, einen Schaden zu beheben oder zu begrenzen.

Als ganz außergewöhnlich empfand ich die Art und Weise, wie er uns an die Vortragstätigkeit heranführte. Mit kleinen Beiträgen, zunächst bei den Referier-Abenden der Klinik, begann alles. Dem allzu nervösen Vortragenden pflegte er vorher den Rat zu geben: „Stellen Sie sich vor, Sie erzählen das bei einem Glas Wein einem Freund."

Eine allmähliche Steigerung kam mit Vorträgen bei regionalen Kongressen, z.B. bei den württembergischen Augenärzten in Tübingen, bis zu Vorträgen bei der DOG oder schließlich zu großen Referaten bei der EfA. Immer machte er sich die Mühe, jeden Vortrag vorher anzusehen und zu besprechen. Nicht nur seine bereits mehrfach erwähnte Sprachbegabung, sondern überhaupt sein souveräner Vortragsstil wirkte sich immer äußerst vorteilhaft auf das Ergebnis aus. Auch zu allen Publikationen habe ich das immer wieder glückhaft empfunden, wie es ihm gelang, allein durch Umstellung oder Änderung von wenigen Sätzen dem Ganzen Schwung, Glanz und Profil zu geben.

Auf wissenschaftlichem Gebiet verdanken wir ihm alle unendlich viele Anregungen und Förderungen. Dabei faszinierte uns immer wieder die Vielfalt seiner Ideen. Auch hier führte er uns ganz allmählich und fast systematisch über kleine kasuistische, später experimentelle Arbeiten schließlich an große klinische Arbeiten heran. Seine große Hilfe beim Abfassen der Publikationen habe ich bereits erwähnt. Er hat mit seinem „Herrschaftswissen" nie zurückgehalten, sondern hat es großzügig an uns weitergegeben.

Seine persönlichen Freundschaften und Bindungen mit großen internationalen herausragenden Kollegen und Spitzenwissenschaftlern seiner Zeit wie Franceschetti, Francois, Bietti, Vodovozov, Fronimopoulos, Deutmann, Kalmus, um nur einige zu nennen, bewirkten eine besonders offene gedankliche Atmosphäre und Anregungen auf wissenschaftlichem und klinischem Gebiet. So ist mir z.B. noch der Besuch von Franceschetti mit seinem Festvortrag anläßlich der Verleihung der Ehrendoktorwürde in eindrucksvoller Erinnerung.

Wir waren ihm gegenüber immer um Loyalität bemüht, besonders in der schwierigen Zeit der Studentenrevolution. Diese Zeit, in der er sich ständigen Aggressionen ausgesetzt sah und die er selbst oft mit bürgerkriegsähnlichen Zuständen verglich, stand er aufrecht und kämpferisch durch. Wir hielten ihm währenddessen den Rücken in der Klinik frei. Weiterhin versuchten wir ihm beim Umbau der Klinik, insbesondere beim „Neubau des OP in den alten Mauern", wie er es nannte, zu entlasten. Eine weitere Form der Förderung bestand darin, daß er Auslandsreisen anregte und befürwortete. So entstand bei einer Reise nach London und dem Besuch des Moorfield Hospitals mit anregendem Gedankenaustausch mit den dortigen Kollegen die Idee zu meiner späteren Habilitations-Arbeit. Weitere Reisen, die ich nach Barcelona zu Barraquer, nach Albi zu Almaric, nach Rom zu Strampelli und nach New York zu Lincoff machen konnte, dienten der Weitung des Horizonts, wie er es nannte.

Anläßlich der Londonreise erklärten mir die Kollegen dort, ein guter Chef zeichne sich unter anderem dadurch aus, daß es ihm gelinge, Geld für die Klinik zu beschaffen. Auch in dieser Beziehung war er vorbildlich. So konnte z.B. schon früh über die Strebelstiftung in Mannheim eine Fluoreszenz-Angiographie-Einrichtung beschafft werden. Später gelang es ihm durch die Deutsche Forschungsgemeinschaft, in der wir dem Sonderforschungsbereich Klinische Genetik zugehörten, in größerem Umfang Mittel für die Klinik zu erhalten. So konnte u.a. seine Idee von einem Labor für Chromato-Photographie des Augenhintergrundes verwirklicht werden. Die Methode der Chromato-Ophthalmoskopie hatte er ursprünglich selbst angegeben, und sie fand darin ihre Fortsetzung. Es konnten damit wichtige neue Erkenntnisse, speziell bei genetisch bedingten Erkrankungen des Augenhintergrundes, gewonnen werden. Es wurden neue Personalstellen geschaffen – aus heutiger Sicht fast ein Wunder. Im persönlichen Gespräch erklärte er oft später: Es war unsere beste Zeit. Ihren Niederschlag fanden diese Arbeiten in großen Rundtischgesprächen bei den DOG-Kongressen über hereditäre Erkrankungen der Macula und der Netzhautperipherie. Sie stellten sicher einen gewissen Höhepunkt in der wissenschaftlichen Präsentation der Klinik dar.

Durch seine guten Kontakte mit der Industrie, besonders mit der Fa. Zeiss in Oberkochen, entstanden neue Geräteentwicklungen. So konnte eine Kinematographiespaltlampe entwickelt werden, mit deren Hilfe eine Darstellung des Kammerwasserabflusses nach verschiedenen Glaukomoperationen durch Fluoreszenzinjektion in die Vorderkammer im Film gelang. Die Anregung zu dieser völlig neuen Anwendung der Fluoreszenzangiographie hatte er ebenfalls selbst gegeben.

Nach 10 Jahren intensivster Ausbildung verließ ich die Klinik, um eine eigene Abteilung aufzubauen. Gegen die Wahl des Standortes Wangen im Allgäu hatte er zunächst größere Bedenken. Bei späteren Besuchen wurde ihm jedoch die große Aufgabe, die überregionale Versorgungsfunktion, die große Entfernung zu den großen Zentren und Universitätskliniken deutlich, und er empfand die Wahl als richtig.

In diesen Jahren wandelte sich die Lehrer-Schüler-Beziehung in eine Freundschaft. Ich habe dies immer als etwas Besonderes und als großes Glück empfunden. Gerne denke ich an die Besuche in der Mozartstraße, die Gastlichkeit und die anregenden Gespräche zurück. Ich bin froh, im besten hippokratischen Sinne, ihm mehrmals dabei meinen Dank ausgesprochen zu haben. Dank für eine hochklassige Ausbildung, für seine Schule in einer traditionsreichen Klinik und für alle großzügige Förderung.

Für ihn kam der Tod zu früh. Er war noch voller Pläne und Ideen und ein häufig eingeladener begehrter Referent, zuletzt beim internationalen Kongreß in Toronto zum Festvortrag über Hermann von Helmholtz. Zutiefst habe ich seine großartige Haltung bewundert, mit der er seine schwere Erkrankung ertrug – wohlwissend, wie es um ihn stand, wenn er Theodor Storm zitierte: des Todes Pfeil hat dich getroffen.

Sein Tod ist mehr als der Verlust eines großen Lehrers und der großen prägenden Arztpersönlichkeit – es ist der eines Freundes.

A. Tenner

Wolfgang Jaeger: Seine Bedeutung für die Rehabilitation in der Augenheilkunde

Die Grenzen der Diagnostik und Therapie in der Augenheilkunde Schritt für Schritt weiter hinauszuschieben, von dieser lebenslangen Anstrengung legt Wolfgang Jaegers Werk eindrucksvoll Zeugnis ab. Die prinzipielle Limitierung durch diese Grenzen hat er als Leiter einer letztinstanzlichen Einrichtung der Krankenversorgung immer wieder in schmerzlicher Weise gemeinsam mit seinen Patienten erfahren.

Seit der Antike hat ein fragwürdiges Merkmal ärztlicher Kunst eine lange Tradition: die Erkennung von Krankheiten mit schlechter Prognose und die Konsequenz der Ausgrenzung dieser Patienten. Für den Arzt war diese Kenntnis damals existenzentscheidend; für den Betroffenen blieb die Resignation, die Subordination unter ein Schicksal und dessen Hinnahme als Einfluß einer übergeordneten Macht, der gegenüber keine rationalen Mittel mehr zur Verfügung standen. Die Büchlein „Augenvotive“ und „Die Heilung des Blinden in der Kunst“ von Wolfgang Jaeger führen über ästhetische, sozial- und kunsthistorische Qualitäten hinaus. Sie verdeutlichen seine Einsicht in diese Bewältigungsmechanismen und zugleich seine große Offenheit und Akzeptanz gegenüber dem allzu Menschlichen.

Demgegenüber war seine eigene, aktive Art der Bemühungen um die Patienten über die augenheilkundlichen Behandlungsmöglichkeiten hinaus von beherztem Pragmatismus und zukunftsweisenden Konzepten gekennzeichnet. Auch der am schlimmsten Betroffene spürte sich nicht aufgegeben, verlassen oder verloren. Wo medikamentöse Therapie und operative Kunst ihre Grenzen fanden, sah und initiierte Jaeger Möglichkeiten zur Hilfe auf rehabilitatorischem, sozialem und technologischem Weg. Die tiefe Humanität dieser Bemühungen fand eine Anerkennung, die unter den zahlreichen Ehrungen Wolfgang Jaegers einen außergewöhnlichen Platz einnimmt: Er wurde zum Ehrenmitglied der Deutschen Retinitis pigmentosa-Vereinigung gewählt, einer Selbsthilfe-Vereinigung von Patienten, die unter einer erblichen und auch heute noch nicht behandelbaren Netzhautdystrophie leiden.

Schon in alter Tradition der Heidelberger Augenklinik stand die Betreuung der Blindenschule in Ilvesheim bei Heidelberg als Zeichen dessen, daß die Patientenversorgung nicht mit dem Verlust der Sehkraft ein plötzliches Ende findet. Diese Betreuung war eine der Wurzeln der von Wolfgang Jaeger inaugurierten Sozialophthalmologie und Rehabilitation. Das Auge ist Zielstruktur zahlreicher Veränderungen des Genoms, und genetische Erkrankungen sind häufig therapeutisch nicht oder schwer zugänglich. So haben heute (im Gegensatz zu früheren Zeiten, worauf Jaeger mehrfach hingewiesen hat) Patienten mit genetisch bedingten Augenleiden am Klientel der Blinden- und Sehbehindertenschulen großen Anteil.

Hier liegt auch die Verbindung zu einer zweiten Wurzel der Sozialophthalmologie und ophthalmologischen Rehabilitation in Heidelberg: Sie resultierte aus der Kooperation mit der Humangenetik unter Prof. F. Vogel, die in der Initialphase noch dadurch begünstigt wurde, daß die Humangenetik damals mit der Augenheilkunde in der Bergheimer Straße unter einem Dach angesiedelt war. Die von den Notwendigkeiten diktierte räumliche Begrenzung als Chance zu erkennen und die enge Nachbarschaft zur intensiven Zusammenarbeit zu nutzen, war ein für Jaeger typisches Muster positiven Denkens und Handelns.

Mit der immer erfolgreicheren Bekämpfung erworbener Augenkrankheiten hat sich der Anteil genetisch bedingter Spätorblindungen und wesentlicher Sehbehinderungen im Erwachsenenalter erhöht. Mit zunehmender Lebenserwartung nahm auch deren absolute Zahl erheblich zu. Die Detektion genetischer Augenerkrankungen wurde mit zunehmend flächendeckender Versorgung entscheidend verbessert und ließ sowohl die Zahl der geförderten sehbehinderten Kinder wie auch die der erwachsenen Patienten deutlich ansteigen. Hieran hatte die Früherfassung sehbehinderter Kinder in Baden-Württemberg durch die Heidelberger Augenklinik, die familienprotektiv ausgerichtete Betreuung erwachsener Patienten mit hereditären Augenleiden, wie auch das zunehmende Wissen um genetische Augenerkrankungen und um Bewältigungshilfen entscheidenden Anteil.

Diese Kenntnisse zu verbreiten und immer wieder zu aktualisieren, war besonderes Anliegen und Bemühen von Wolfgang Jaeger. In zahlreichen Fortbildungsveranstaltungen regional und bundesweit (so z.B. die Referate und Kurse bei den Kongressen der Deutschen Ophthalmologischen Gesellschaft und bei den bundesweit wirksamen Essener Fortbildungen für Augenärzte; „EFA") sowie auch auf internationalen Kongressen brachte er dies gemeinsam mit seinen Mitarbeitern und -innen zum Ausdruck, wie auch in zahlreichen Artikeln in deutschen und internationalen Publikationsorganen.

Zunehmender Sehverlust bedingt zunehmende Ausgrenzung der Betroffenen aus zahlreichen beruflichen Aktivitäten und sozialen Interaktionen. Das Gebot der Humanität in erfreulicher Übereinstimmung mit den wirtschaftlichen Notwendigkeiten bietet überzeugende Argumente für die Rehabilitation erwachsener Sehbehinderter. Der Erfolg jedoch hängt entscheidend von der ophthalmologischen und sozialen Kompetenz dessen ab, der diese Patienten berät.

Der dringliche Handlungsbedarf für eine fundierte ophthalmologische Rehabilitationsberatung wurde von Wolfgang Jaeger erkannt und in Zusammenarbeit mit Dr. Werner Kathein, ltd. Ministerialrat im Kultusministerium Baden-Württemberg umgesetzt.

Resultat war (und ist) die Heidelberger Sehbehinderten- und Rehabilitationssprechstunde, die im wesentlichen folgende Arbeitsbereiche aufweist:

- Klärung von Diagnose und Prognose auch seltener und ungewöhnlicher ophthalmologischer Erkrankungen, häufig im interdisziplinären Ansatz (u.a. mit der Humangenetik, Pädiatrie, Neurologie, Dermatologie, HNO-Heilkunde und inneren Medizin) , wobei natürlich gerade die prognostische Aussage für die Rehabilitation entscheidendes Gewicht hat;

- die Früherfassung und Initiierung der Frühförderung sehbehinderter und blinder Kinder;
- Beratung in der Wahl des Schul- und Ausbildungsweges Sehbehinderter;
- soziale und rehabilitatorische Beratung Sehbehinderter;
- zweckmäßige Gestaltung des Arbeitsplatzes;
- Versorgung mit technischen Hilfsmitteln, von vergrößernden und kontraststeigernden Sehhilfen, mit optischer, Bildschirm- und LCD-Technologie über sehbehindertengerechte Computerhard- und -software bis zu non-visuellen Orientierungshilfen (in Zusammenarbeit mit zahlreichen Industriefirmen und mit dem Institut für angewandte Physik in Heidelberg).

Wolfgang Jaeger besaß die organisatorische Kompetenz und das Gespür bei der Wahl der notwendigen Kontaktpersonen, er wußte die richtigen Mitarbeiter(-innen) zu motivieren, um alle diese Entwicklungen anzustoßen, und er besaß die fachliche Kompetenz, um in diesen Bereichen Innovationen einzubringen und anzuregen.

Seine diagnostischen Kenntnisse von geradezu lexikalischer Vollständigkeit und Präsenz, die er immer wieder um aktuellste Facetten bereicherte, sein fachlicher Ideenreichtum und sein Verhandlungsgeschick bewiesen sich gerade im Bereich der Sozialophthalmologie und ophthalmologischen Rehabilitation in eindrucksvoller Weise. Zahlreiche Publikationen auf dem Gebiet hereditärer Erkrankungen von Netzhaut und Sehnerv belegen seine immer wieder erneuerte Kompetenz in diesem Gebiet. Hierauf und auf seinen umfangreichen pathophysiologischen Kenntnissen aufbauend, wußte er mit seinen Mitarbeitern und Mitarbeiterinnen die erforderlichen Sachkenntnisse für die Definitionen der Blindheit und der verschiedenen Grade der Sehbehinderung im Rahmen des Bundessozialhilfegesetzes 1967 und 1969 zu vereinen.

Seine Zuwendung zu neuen Technologien kam der Rehabilitation in besonderem Maß zugute. Immer wieder hat er, gemeinsam mit der Autorin dieser Zeilen, den Technologiebereich auf die für den Patienten zweckmäßigen Entwicklungen überprüft (zahlreiche gemeinsame Publikationen). Innovationen auf optischem und elektronischem Gebiet wußte er für die Sehbehinderten aufzugreifen und nutzbar zu machen, wie die Stereo-Mikroskop-Brille nach dem Kepler-Prinzip und das Video-Lesegerät.

Die von Wolfgang Jaeger initiierte sozialophthalmologische und rehabilitatorische Sprechstunde hat Vorbildcharakter gewonnen; der Gedanke einer solchen Sprechstunde und Sehbehinderten-Ambulanz ist heute an zahlreichen Orten aufgegriffen und nach Heidelberger Vorbild verwirklicht worden. Die Kraft der Jaegerschen Ideen zeigt sich in diesem Fortwirken.

A. Blankenagel

Wolfgang Jaeger: Forschungen über Farbe und Farbensinn

Nach einer Phase großer Popularität der Farbensinnuntersuchung ausgangs des 19. und während der ersten Jahrzehnte des 20. Jahrhunderts verfiel in Deutschland das Interesse an dieser Arbeitsrichtung, bis sie in den fünfziger Jahren von Wolfgang Jaeger, in der Tradition von Hermann v. Helmholtz, Johannes v. Kries und Ernst Engelking, wiederbelebt und zum Blühen gebracht wurde.

Im wissenschaftlichen Werk von Wolfgang Jaeger nimmt das Farbensehen die erste Stelle ein. Schon seine frühesten Publikationen befassen sich mit diesem Themenbereich, der ihn dann sein Leben hindurch immer wieder gefesselt und stimuliert hat. Die im Thema „Farbe" liegenden, aesthetischen und physiologischen Aspekte mit der Anwendung in der Ophthalmologie zu verbinden, das erscheint im Nachhinein völlig selbstverständlich mit Wolfgang Jaegers Person zu harmonieren. *Mußte* ihm, dem Kunstfreund und Musiker einerseits, und dem Augenarzt von schwäbisch-praktischem Sinn andererseits, nicht gerade *dies* gelingen – die Nutzung eines ästhetischen Prinzips in der praktischen Augenheilkunde?

Nun, so ganz selbstverständlich war es nicht. Zu Begabung und Intuition mußte unentwegte Energie hinzutreten. Ein näherer Blick auf Jaegers Werk zeigt, mit welch unermüdlichem Antrieb er sein umfassendes Potential immer wieder eingesetzt hat, um die Brücke von der Grundlagenwissenschaft zur alltäglichen Anwendung zu schlagen.

Der Beitrag der Farbsinnprüfung zur ophthalmologischen Diagnostik

Einschätzungen des Farbensehens als Elfenbeinturmwissenschaft wußte Jaeger durch Beweise des handfesten Nutzens zu widerlegen, welchen die Farbverfahren in der täglichen ophthalmologischen Diagnostik bieten. Die Kenntnis der erworbenen Farbensinnstörungen, die zahlreiche Erkrankungen von Netzhaut und Sehnerv kennzeichnen, danken wir ganz wesentlich Wolfgang Jaeger. Jaeger und die von ihm inspirierten Mitarbeiter zeigten u.a. an den Beispielen der dominanten Optikusatrophie und der juvenilen Maculadegeneration, den toxischen Optikopathien und an der Zapfendystrophie, welcher entscheidende diagnostische Wert dem Farbsinnbefund zukommt. Wolfgang Jaegers pathophysiologisch orientierte Arbeitsrichtung trug in gemeinsamen Publikationen mit A. Blankenagel und E. Alexandridis zahlreiche Früchte. In zwei Habilitationen Jaegerscher Schüler, P. Grützner und H. Krastel, wurden die diagnostische und pathophysiologische Bedeutung erworbener Farbensinnstörungen als Themen aufgegriffen.

Farbensinnstörungen bei Makulo- und Retinopathien

Die Nutzung des klassischen Spektralverfahrens der Anomaloskopie, ursprünglich zur Diagnostik angeborener Farbenfehlsichtigkeiten konzipiert, für die Unterscheidung zwischen Macula- und Optikuserkrankungen mittels der dabei auftretenden, typischen erworbenen Farbensinnstörungen, wurde von Jaeger inauguriert und der Wert der Farbsinnprüfung in der Diagnostik hereditärer, entzündlicher und toxischer Makulo- und Retinopathien deutlich gemacht. Jaeger und Grützner konnten zeigen, wie die für Makulopathien charakteristische Pseudoprotanomalie sich allmählich zur Skotopisation aufsteilt, wenn im Verlauf einer Maculadegeneration die zentralen Zapfen zunehmend an Funktion einbüßen. Der Befund am Anomaloskop kennzeichnet dann den Übergang vom Zapfen- zum Stäbchensehen. Im Farbsinntest wird so die für den Patienten bestehende Problematik viel weitgehender einsichtig, als allein in der Sehschärfe.

Farbensinnstörungen bei Optikopathien

Eigentlich gilt die Rot-Grünsinnstörung ohne Rotverschiebung und Helligkeitsverlust als Merkmal von Optikopathien. Jaeger und Grützner zeigten, daß sich eine bestimmte Optikopathie, die dominante juvenile Optikusatrophie, durch eine typische Blausinnstörung auszeichnet.

Eine besonders subtile Applikation physiologischer Grundlagen in einem klinischen Untersuchungsverfahren gelang Jaeger mit einem Pigmentfarbentest zur Früherfassung toxischer Optikopathien, dem „65"-Test. In diesem Test wird eine pseudoisochromatische Tafel als Optotype benutzt, als chromatische Variante der Sehschärfebestimmung. Das Verfahren verbindet einfache und schnelle Anwendung mit besonders hoher Sensitivität in der Detektion von Optikopathien, wie sie z.B. durch Tuberkulostatika, aber auch durch andere Schadenseinwirkungen auf den Sehnerv (wie z.B. Alkohol) hervorgerufen werden.

Erworbene Farbsinnstörung bei cerebralem Insult

Die Arbeiten von Wolfgang Jaeger zum Farbensehen betreffen alle Abschnitte des visuellen Systems, von den Photorezeptoren bis zu den corticalen Sehzentren. Wie Jaeger zeigte, kann es bei Farbensinnstörungen infolge cerebraler Insulte zu beeinträchtigter Farbunterschiedsempfindlichkeit bei erhaltener spektraler Helligkeitsverteilung kommen. Diese Befundkonstellation wird verständlich, wenn man sich vergegenwärtigt, daß Photorezeption und antagonistische Signalverarbeitung auf retinaler Ebene die für die Helligkeitsverteilung maßgeblichen Mechanismen darstellen.

Residuales Farbensehen im großen Felde bei Farbenfehlsichtigen

Aufmerksame Beobachtungen und deren sorgfältige Interpretation standen am Anfang – so griff Jaeger z.B. Nagels Schilderung der Farbwahrnehmung an den Spiegelungen farbiger Lichter auf. Wegen des kleinen Beobachtungswinkels konnte Nagel, selbst farbenfehlsichtig, punktförmige Lichter nicht farbig differenzieren, wohl aber, wegen des größeren Blickwinkels, deren Spiegelungen auf einer Wasseroberfläche. Wolfgang Jaegers Annahme der „inkompletten Anopie" (analog zur „inkompletten Achromatopsie"), die bei einer rezeptoralen Grundlage angeborener Farbenfehlsichtigkeiten für dieses Phänomen verantwortlich sein mußten, erwies sich als äußerst fruchtbares Konzept, das er durch systematischen Nachweis residualen Farbensehens im großen Felde bei x-chromosomaler Rot-Grün-Blindheit und bei klinisch vollständiger congenital autosomal rezessiver totaler Farbenblindheit stützen konnte, und das in der Zwischenzeit glänzende Bestätigung durch Mikrospektrometrie und durch molekulare Genetik erfahren hat.

Farbenfehlsichtigkeit, Großfeldfarbensehen und Genetik

Die angeborenen Farbenfehlsichtigkeiten und die totale Farbenblindheit stimulierten Wolfgang Jaegers Interesse an genetischen Erkrankungen. Das Zugänglich-Werden von Populationsisolaten ist eine soziokulturelle Phase, die in der Schweiz in der ersten Hälfte, in Skandinavien in der Mitte des Jahrhunderts, in der Türkei gerade jetzt stattgefunden hat (und im Pazifik zur Zeit noch im Gang ist, vergl. Sacks: „The island of the colour blind").

Diese Phase gibt – vorübergehend – zahlreiche Gelegenheiten zur Beobachtung rezessiv vererbter Anomalien und Krankheitsbilder. Ein Isolat total Farbenblinder existierte noch in den fünfziger Jahren in Europa: die kleine Insel Fur in Jütland. Zusammen mit Franceschetti aus Genf und mit einer schweizerisch-dänischen Arbeitsgruppe unternahm Wolfgang Jaeger eine wissenschaftliche Expedition nach Jütland. Auf der Insel Fur fand sich Bestätigung seines Konzepts in Gestalt komplett und inkomplett total Farbenblinder.

Noch Jahrzehnte später besuchten Patienten aus Fur den Augenprofessor in Heidelberg, wo durch die Entwicklung der Untersuchungsmöglichkeiten dann nachgewiesen werden konnte, daß nicht die – eigentlich „regelhaft" erscheinende – komplette Achromatopsie, sondern die inkomplette Achromatopsie mit residualen (sog. „verbotenen") Zapfen der Regelfall ist. Prüfung der Spektralempfindlichkeit im Großfeld konnte belegen, daß auch in den meisten Fällen klinisch typischer, congenitaler Achromatopsie residuale Zapfenfunktionen faßbar sind, ein Befund, der endlich ein funktionelles Korrelat zu den schon zuvor histologisch nachgewiesenen residualen Zapfen in der Netzhaut bei Achromatopsie bot.

Residuale Aktivitäten „verbotener" Zapfen fand W. Jaeger auch bei denjenigen Typen x-chromosomaler Farbenfehlsichtigkeit, die eigentlich durch das Fehlen eines Zapfentyps gekennzeichnet sind: bei Protanopie und Deuteranopie. Im

Fortgang der Untersuchungen durch die Jahre hin und mit verschiedenen Mitarbeitern wird der technologische Wandel der Methoden deutlich, die mit dem Farbkreisel begannen und später mit einem Projektions-Anomaloskop zur Prüfung von Spektralgleichungen im Großfeld, und mit der Prüfung der Spektralempfindlichkeit im Großfeld fortgeführt wurden. Der Nachweis verschiedener Arten residualer Zapfen fügt sich in die aktuellen molekulargenetischen Befunde zahlreicher Gene, die für die lang- und mittelwellig empfindlichen Zapfenpigmente kodieren.

Auch in der täglichen Beratung der Patienten waren und sind diese Ergebnisse sehr nützlich. Wolfgang Jaeger wußte mit viel Humor über manche Kontroverse zwischen Untersucher und Patienten zu berichten, die mit diesen Verfahren ihre Lösung fand. Es handelte sich um Protanope und Deuteranope, die mit den üblichen Methoden als rot-grün-blind diagnostiziert worden waren, und die nun mit Empörung und deftigen Beispielen darauf bestanden, daß sie Rot und Grün doch zu unterscheiden wußten. Die Klärung solcher Befunde mittels Großfeldmethoden macht dann auch dem Patienten die Situation einsichtig: Seine Sehschärfe für Farbe ist eben herabgesetzt, so daß er zwar an großflächigen Objekten die Farbunterscheidung treffen kann, nicht aber unter kleinem Sehwinkel wie z.B. an entfernten Signallampen im Verkehr.

Die „International Research Group on Colour Vision Deficiencies" (IRGCVD)

1955 fanden sich in Heidelberg Ophthalmologen, Physiologen, Physiker und Lichttechniker zu einem internationalen Symposium über das Thema Farbe zusammen. Das Treffen, noch unter Engelkingscher Ägide, war von Jaeger organisiert und markierte einen Schritt auf dem Weg des Wiedereintritts Deutschlands in die internationale wissenschaftliche Gemeinschaft. Der wieder mögliche, direkte Gedankenaustausch über Landes- und Sprachgrenzen hinweg wurde als äußerst stimulierend empfunden, und der gemeinsame Enthusiasmus führte später zur Gründung der „Internationalen Forschungsgruppe über Farbensinnstörungen", der IRGCVD.

Bei den zweijährlichen Treffen der IRGCVD, deren Besuch für Wolfgang Jaeger hohen Stellenwert hatte, brachte er junge Mitarbeiter in diese Gruppe von familiärer Internationalität ein, wurden Kontakte zu Freundschaften, über alle europäischen und kontinentalen Grenzen hinweg, sogar über die naheliegendste, aber auch einschneidendste Grenze zum damaligen, anderen deutschen Staat.

Ein Ratschlag voll schmunzelnder Humanität, den Jaeger seinen Mitarbeitern auf den Weg zu Kongreßbesuchen mitzugeben pflegte, fand auf den Treffen der IRGVCD besonders intensive Bestätigung. Er lautete: „Ebenso wichtig wie die Vorträge sind die Pausen und die Gesellschaftsveranstaltungen auf Kongressen!" Und auf das Staunen des Assistenten über eine solche Aussage seines Chefs, dieses absoluten Inbegriffs von Seriosität und Fleiß, folgte dann: „Nutzen Sie die unvergleichlichen Gelegenheiten zum direkten Gespräch mit den Referenten!" Hinter dieser pointiert vorgebrachten Empfehlung stand die Einsicht, daß der Gedankenaustausch im zwischenmenschlichen Kontakt und die Arbeit in freundschaftlicher Verpflichtung viel stimulierender, innovativer und effektiver ist, als ausschließlich ein „einsam durchgesessener Hosenboden", wie Jaeger es einmal mundartlich ausdrückte. Interesse für wissenschaftliche Themen zu wecken, insbesondere die eigene Begeisterung für das schöne Thema „Farbensehen" seinen Mitarbeitern weiterzugeben, durch Wertschätzung, stimulierende Diskussion und gemeinsame Publikation der Ergebnisse anzuregen, war eine besondere Fähigkeit von Wolfgang Jaeger. Konsequenteste Arbeit jedoch lebte er selbst täglich kommentarlos vor, in einer Intensität, die als Vorbild um so wirksamer war.

Der Wahl von Wolfgang Jaeger zum Präsidenten der IRGCVD 1985 mag im Vergleich zu seinen Positionen in großen und einflußreichen wissenschaftlichen Gesellschaften und Gremien weniger Gewicht beigemessen werden – in ihrer Anerkennung für ihn als ophthalmologischen Kliniker durch die internationalen Fachleute des Spezialgebiets „Farbensehen" war sie doch etwas ganz Besonderes.

Tritanomaloskop und Projektionsanomaloskop

Unter den technischen Innovationen, mit denen Wolfgang Jaeger die Ophthalmologie bereicherte, finden sich auch zwei Spektralapparate zur Prüfung des Farbensehens: ein Anomaloskop zur Untersuchung von Blausinnstörungen (das Tritanomaloskop), und ein Projektionsanomaloskop zur Untersuchung beliebiger Spektralgleichungen im großen Feld. Der diagnostische Wert der spektralen Blau-Grün-Gleichung, wie sie im Tritanomaloskop genutzt wird, hat in der klinischen Augenheilkunde erst in jüngster Zeit angemessene Wertschätzung erfahren.

Das Projektionsanomaloskop macht die Farbwahrnehmung Normaler wie auch Farbenfehlsichtiger anschaulich. Farbe wird, aufgrund der Farbkonstanz, meist als Merkmal des Objekts, hier also der projizierten Testfläche, und nicht als Eigenschaft des Beobachtes verstanden. Die anschauliche Demonstration der stupend abweichenden Farbmischung auf der Testfläche, die von einem farbenfehlsichtigen Beobachter im Vortragssaal als „gleich" beurteilt wird, sorgt deshalb immer wieder für Überraschung der Zuschauer und -hörer, ein Effekt, den Wolfgang Jaeger mit viel Vergnügen hervorzurufen wußte.

Farbe als optisches Hilfsmittel in der Diagnostik

Eine völlig andere Art der Nutzung des Merkmals „Farbe" in der ophthalmologischen Diagnostik betrifft die beobachtenden und abbildenden Verfahren. Von Wolfgang Jaeger inaugurierte Innovationen sind die Kolorimetrie des Tränenfilms der Spektralfarbenaugenspiegel, und die Fotografie des Augenhintergrundes im monochromatischen Licht (Chromato-Ophthalmoskopie und -Fotografie). Die letzteren Themen wurden Gegenstand der Habilitation eines der Jaegerschen Schüler, O. Käfer.

Farbperimetrie

Dem auf der Physiologie aufbauenden Kliniker Jaeger mußte eine Perimetrie mit dem diagnostisch sensitiven Merkmal Farbe als Prüfreiz höchst atttraktiv für die ophthalmologische Untersuchung erscheinen. Doch waren die früheren Verfahrensweisen mit pigmentierten Objekten, die auf einem Kreissegment bewegt wurden, ganz unzulänglich. Die technologisch aktuelle methodische Verwirklichung der Farbperimetrie hatte erheblichen Schwierigkeitsgrad. Unter den von Jaeger als Grundstrukturen der wissenschaftlichen Innovation genannten „Intuition, Beharrlichkeit und Glück“ hatte hier die Beharrlichkeit viel Anteil am letztendlichen Erfolg. Das Gebiet der Farbperimetrie, lange ein Stiefkind der Entwicklung, hatte er seit den siebziger Jahren unermüdlich gefördert und, gemeinsam mit seinen Mitarbeitern, ausgebaut, so daß aus einem Spezialverfahren eine handliche Methode für die Anwendung in Klinik und Ambulanz wurde.

Wolfgang Jaeger hatte keine Scheu vor, sondern eine wache Zuwendung zu technischen Neuerungen: Eine rechnergestützte Methode kam für die Farbperimetrie zur Anwendung und erwies sich, in Form einer statischen Zuwachsschwellenperimetrie mit spektral definierten Prüfmarken, als einfach praktikabel und diagnostisch wertvoll.

Geschichte der Farbsinnforschung

Die heute historische Kontroverse zwischen den Anhängern der Young-Helmholtzschen und der Heringschen Farbsinntheorie, die sich bis weit ins 20. Jahrhundert fortsetzte, hat Wolfgang Jaeger in ihrer geradezu sektiererischen Ausschließlichkeit noch intensiv erlebt. Mit Heiterkeit wußte er seinen Mitarbeitern und Schülern von mancher gewaltig heftigen und – angesichts der v. Kriesschen Zonentheorine, die den Gegensatz überwand (und sich später auch als physiologisch richtig erwies) – völlig sinnentleerten Diskussion zu berichten. Er vermittelte uns, daß dies eben gerade nicht die Form der wissenschaftlichen Auseinandersetzung war, die offene Fragen ihrer Lösung näherbrachte, mit Mannscher Freude am Ausdruck: „Diese Mühen wären eines besseren wert gewesen ....“

Die Geschichte der Farbsinnforschung bot Jaeger ein Gebiet, das seine historischen und physiologischen Interessen auf sich vereinte. Hier wandte er sich Goethes Farbenlehre zu. Mit detektivischer Spürarbeit gelang es ihm, Nachfahren der seinerzeitigen, farbenfehlsichtigen Probanden Goethes aufzufinden, den Weg des Gens durch die Generationen zu verfolgen und – eineinhalb Jahrhunderte später! – die Diagnose zu stellen und die Goetheschen Untersuchungen damit zu einem Abschluß zu bringen.

Jaegers Analyse macht die Methoden Goethes vor dem Hintergrund moderner visueller Physiologie ebenso transparent, wie auch die in heutiger Sicht zwar fehlerhaften, aus den seinerzeitigen Ansätzen aber sinnvollen Schlüsse, zu denen Goethe damals kommen mußte.

Jaegers weitere Untersuchungen über die Entwicklung der Kenntnis des normalen und des abweichenden Farbensehens zeigten die Schritte auf, in denen sich vom 17. bis zum 20. Jahrhundert die Vorstellungen über Farbe und ihre Wahrnehmung entwickelten: Farbe wird zunächst als Eigenschaft den Objekten zugeordnet und in den Farbordnungssystemen der Jesuitengelehrten, Vorläufern der Farbkreise und Farbkörper von Runge und Ostwald, sortiert. Farbe wird von Newton als Eigenschaft des Lichts definiert, und Farbe wird schließlich bei Young, Helmholtz, Hering und Rayleigh als Eigenschaft des Betrachters verstanden und bei v. Kries mit Strukturen der Netzhaut und Sehbahn korreliert.

Farbkonstanz und Farbgedächtnis

waren die Themen von Wolfgang Jaegers Antrittsvortrag vor der Heidelberger Akademie der Wissenschaften, in dem er den Weg dieser Begriffe vom erkenntnistheoretischen in den physiologischen Bereich deutlich machte.

Die Farbe beschäftigte Wolfgang Jaeger ein Leben lang immer wieder. Die Verbindung physiologischer, klinisch-ophthalmologischer, historischer und ästhetischer Aspekte entsprach in ganz besonderem Maß seiner persönlichen Struktur und seinen Neigungen. Von der Wirksamkeit seiner Ideen legt Wolfgang Jaegers außerordentlich innovatives und erfolgreiches Werk auf dem Gebiet des Farbensehens Kunde ab – und ein weltweiter Kreis von Mitarbeitern, Schülern und Freunden, bei denen seine Gedanken weiterleben.

Hermann Krastel

Wolfgang Jaeger und die Geisteswissenschaften

Die Beschäftigung mit Geschichte und Kunstgeschichte spielte, ebenso wie die klassische Musik, im Leben Wolfgang Jaegers eine wichtige, ja herausragende Rolle. Wer ihn näher kannte, konnte zuweilen den Eindruck gewinnen, daß er auf diesen Gebieten nicht nur Entspannung vom klinischen Alltag suchte, sondern eine Art zweite Berufung gefunden hatte. Nicht zufällig hatte Jaeger nach dem Abitur zunächst in Freiburg und München Geschichte und Kunstgeschichte studiert, und es steht außer Zweifel, daß er eine erfolgreiche „geisteswissenschaftliche" Karriere eingeschlagen hätte, hätten nicht der Krieg und die Erfahrung einer schweren Verwundung, aber auch die politische Entwicklung seine Berufswahl bestimmt. Daß die Kunstgeschichte auch dem späteren Augenarzt eine heimliche Leidenschaft blieb, mag nur jemanden verwundern, der Medizin als rein positivistisch-naturwissenschaftliche Kunst begreift und das Auge entsprechend ausschließlich als elektrophysiologisches Wunderwerk. In Wirklichkeit gab es zwischen Augenheilkunde, Optik und bildender Kunst alte kulturhistorische Bezüge. Schon im 15. Jahrhundert hatte der Florentiner Bildhauer Lorenzo Ghiberti gefordert, daß die Künstler nicht nur dem Auge als dem für sie entscheidenden menschlichen Organ „zuarbeiten" müßten (durch das ihr Werk letztendlich rezipiert und beurteilt wird!), sondern auch alles über Anatomie und Physiologie des Sehorgans zu lernen hätten. Es waren die mathematischen bzw. geometrischen Grundlagen von Optik, Physiologie und Anatomie, die die bildende Kunst in den Rang einer quadrivialen und damit „freien" Kunst erheben sollten. Tatsächlich kam die von dem Schöpfer der Paradiesespforte des Florentiner Babtisteriums geforderte theoretische Instruktion der Maler, Bildhauer und Architekten dem damaligen medizinischen Wissensstand über das Auge gleich, wobei der heutige Repräsentant dieses Wissens, der spezialisierte „Augenarzt", in Mittelalter und Renaissance natürlich noch unbekannt war.

Wolfgang Jaeger, dem diese Zusammenhänge sehr wohl vertraut waren, widmete sich bevorzugt Themen, die sowohl die Kunst- wie die Medizingeschichte betrafen. Immer wieder faszinierte den Ophthalmologen dabei das Motiv der Blindenheilung, das in der abendländischen Kunst seit der Antike – vor allem in der frühchristlichen und mittelalterlichen Ära – in vielen Varianten dargestellt wurde. Besonders die im Neuen Testament tradierten Wunderberichte – die im Mittelalter wichtige Vorstellung des „Christus medicus" läßt sich vor allem auf die Heilungen der Blinden zurückführen! – reizten ihn zu Untersuchungen und Vergleichen. 1971 schrieb Jaeger den grundlegenden Artikel „Blindenheilung" für das renommierte, 1971 vom Herder-Verlag herausgegebene „Lexikon der christlichen Ikonographie". 1976 folgte, auf Anregung des Heidelberger Kulturhistorikers und Herausgebers der „Legenda Aurea", Richard Benz, die „Heilung des Blinden

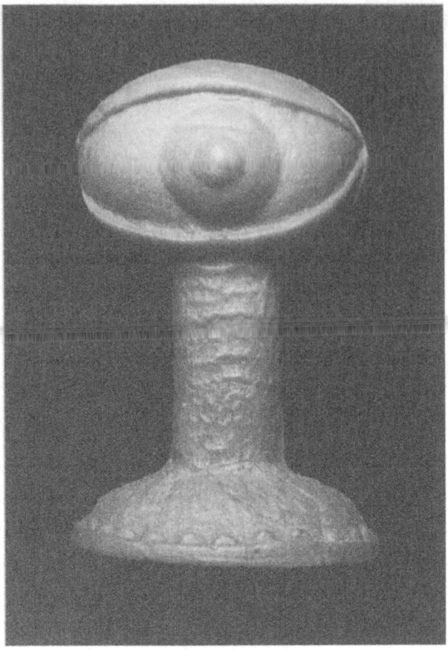

Abb. 11 zeigt ein aus rotem Wachs geformtes Einzelauge auf einem Stiel, eine seltenere Form eines Augenvotivs. Jaeger schreibt dazu (S. 14): „Man ist versucht, bei der hier dargestellten weiten Lidspalte, bei dem aus der Lidspalte hervortretenden Auge und bei der oberhalb des Hornhautrandes noch sichtbaren Lederhaut zu denken, daß der Votant eine Basedowsche Krankheit gehabt haben könnte." Dann allerdings bezeichnet er selbst diese Erklärung als eher unwahrscheinlich: Solche Votive wurden ja serienmäßig angefertigt.

in der Kunst" (Jan Thorbecke Verlag, Sigmaringen), ein brillantes Buch mit zahlreichen, wunderbaren Abbildungen aus der älteren Kunstgeschichte. Bereits 1955 hatte er, noch als Privatdozent, für die „Ruperto-Carola" einen Aufsatz zum Thema „Darstellungen der Blindenheilung in der frühchristlichen und mittelalterlichen Kunst" verfaßt, 1957 einen weiteren zum Thema „Augenheilungen in Volksglaube und Wallfahrtsbräuchen. Votivgaben, Votivtafeln und Augenamulette des 18. und 19. Jahrhunderts aus bayerischen Wallfahrtsorten", und im selben Jahr, wiederum für die Ruperto-Carola, den Beitrag „Heilige als Nothelfer bei Augenkrankheiten". Vorausgegangen war eine kleine Ausstellung von Bildern zu diesem Themenkreis im Rahmen der damaligen Heidelberger Tagung der Deutschen Ophthalmologischen Gesellschaft. Zweifellos war der Autor, bei allem Wissen und aller Leidenschaft für das Thema, auch durch die bayerische Wahlheimat seiner Eltern - nach der Facharztausbildung in Tübingen hatte sich der Vater als Augenarzt in Traunstein niedergelassen, wo Jaeger das Gymnasium besuchte - zu solchen Untersuchungen angeregt worden. Beide Eltern waren zudem außerordentlich kunstbegeistert und als Sammler von Volkskunst hervorgetreten.

Sehr viel später, 1979, erschien der umfassende Band über „Augenvotive", dem eine Untersuchung von vier bayerischen Privatsammlungen zugrundelag. Eine

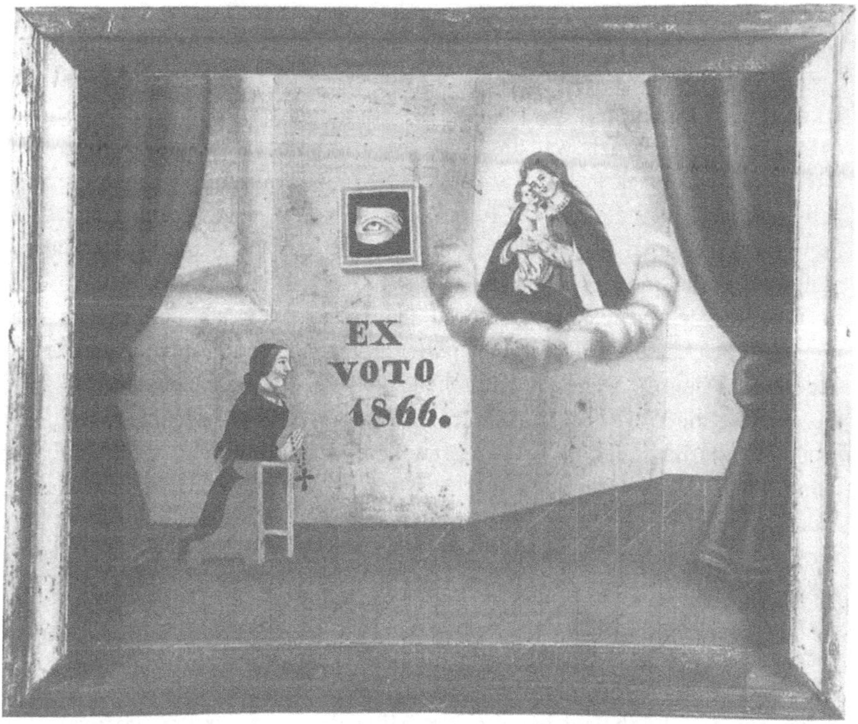

Abb. 12 zeigt ein Votivbild aus der Wallfahrtskirche Sammerei. Hier „hängt das gerahmte Silberauge schon an der Wand des Kirchenraumes, in dem die Madonna auf einer Wolkengirlande der Votantin erscheint"

ausgezeichnete Einleitung illustrierte die Entwicklung der Votivgaben von den antiken Weihegeschenken über mittelalterlich-christliche Augenmodelle (darunter die wiederum in Bayern verbreiteten Wachskugeln) bis hin zu Wachs-, Holz- und Silberdarstellungen des 18., 19. und auch 20. Jahrhunderts. Wiederum erwies sich der bayerisch-Tiroler Raum als Fundgrube einer lange Zeit eher verachteten Kunstgattung. Ein vorzüglicher Bilderteil mit präzisen Erläuterungen ergänzte das mit Hilfe von Eva Bischoff konzipierte Werk, das ebenfalls im Jan Thorbecke Verlag erschien und gleichsam Trendsetter für viele inzwischen erschienene Bücher zu den unterschiedlichsten Themen der Volkskunst wurde.

1980 erschien bei Brausdruck in Heidelberg der Band „Der blinde Tobias und seine Heilung in Darstellungen Rembrandts im Rahmen seiner Illustrationen der Tobiasgeschichte". Autor war der bedeutende, während des Dritten Reichs in die USA emigrierte Rubens-Forscher Julius S. Held (der aus Mosbach stammende Gelehrte erhielt 1986, im Rahmen der 600-Jahrfeier, die Ehrendoktorwürde der Heidelberger Universität!). Es handelte sich um die Neufassung einer früheren, englisch erschienenen Ausgabe, für die Jaeger das Vorwort schrieb. Er hatte Held auch zur Neubearbeitung des Themas ermuntert. Das alttestamentarische Thema das naturgemäß erst in der christlichen Ära Spuren in der Kunst hinterließ, warf in exemplarischer Weise kunst- und medizinhistorische Fragen auf, die der Augenarzt zusammen mit dem Kunsthistoriker einfühlsam löste. Bereits Richard Greeff – von 1901 bis 1927 Direktor der Augenklinik der Berliner Charité – hatte erkannt, daß Rembrandt die Heilung des alten Tobias in der Regel als Starstich darstellte. Schon damals war die Frage diskutiert worden, ob der Meister zu Dr. Job Janzon van Meekren, dem Schüler des durch Rembrandts Gemälde unsterblich gewordenen Anatomen Dr. Tulp, Kontakte hatte, der in Amsterdam regelmäßig Staroperationen durchführte. Der Verletzungsmechanismus bzw. die mutmaßliche Verätzung des alten Tobias durch Schwalbenkot wurde ebenso diskutiert wie die dem jungen Tobias durch den Erzengel Raphael empfohlene Therapie durch Fischgalle, die moderne Ophthalmologen schon deshalb begeistert, weil Lebertran Vitamin A enthält. Ausgehend von Greeffs Beobachtung, daß Luther das griechische Wort „Leukoma“ im Deutschen mit „Star“ wiedergab und dieses Wort auch in die holländische, Rembrandt zur Verfügung stehende Bibel Eingang gefunden hatte, konnte Jaeger nachweisen, daß das in der „Vulgata“ benutzte Wort „Albugo“ in den medizinischen Werken des Mittelalters auch sonst häufig für den „Grauen Star“ verwendet wurde. Der ästhetisch gelungene Band schloß zweifellos eine kleine, aber wichtige Lücke in der deutschsprachigen Rembrandtliteratur.

Neben dem immer wieder aufgegriffenen Thema der Blindenheilung – in der alten Heidelberger Augenklinik hingen zahlreiche, sorgfältig ausgewählte Reproduktionen von Bildbeispielen aus dem Mittelalter und der Renaissance – faszinierte Wolfgang Jaeger besonders das Werk von Peter Paul Rubens. Dies hatte verschiedene Gründe. Die Rubenszeit, d.h. das späte 16. wie das frühe 17. Jahrhundert, spielte in der Geschichte der Optik und der Augenheilkunde eine hervorragende Rolle. Es waren Namen wie Felix Platter, Johannes Kepler, Franciscus Aguilonius, Christoph Scheiner, Athanasius Kircher und Isaak Newton, deren epochale Erkenntnisse das goldene Zeitalter der Optik begründeten. In seiner bezeichnenderweise auf einen spätmittelalterlichen Gelehrten bezogenen Schrift „Ad Vitellionem Paralipomena“ (1604) wies der Astronom Kepler nicht nur nach, daß die Netzhaut (und nicht, wie Vitello und die Gelehrten des Mittelalters und der Renaissance geglaubt hatten, die „pars anterior“ der Linse!) den bildrezipierenden Teil des Auges darstellte, sondern auch, daß die auf der Retina eintreffenden Bilder *umgekehrt* abgebildet werden (daß Jaeger sich selbst der württembergischen Geistestradition zugehörig fühlte und seinen aus Weil der Stadt stammenden Landsmann auch deshalb besonders schätzte, gab er übrigens gerne zu!). Es war wohl eine Folge des Dreißigjährigen Krieges und der konfessionellen Fraktionsbildungen unter den zeitgenössischen Wissenschaftlern, daß Keplers Entdeckung in den Lehrbüchern zur Optik zunächst nicht berücksichtigt wurde. Erst Christoph Scheiner übernahm die These des schwäbischen Astronomen in sein Werk „Oculus hoc est fundamentum opticum“ auf (1619), wobei er die Beweisführung Keplers mit Hilfe zahlreicher Illustrationen wiederholte. Der Jesuitenpater aus Ingolstadt, der Jahrzehnte seines Lebens in Rom zubrachte, überprüfte die Netzhautabbildung auch im Versuch, indem er an einem menschlichen Auge die Sklera des hinteren Pols abpräparierte, das Auge in ein Diaphragma steckte und in einem verdunkelten Raum von hinten die durchschimmernden, aus dem Tageslicht zur Netzhaut gelangten Bilder betrachtete (1625). Erst 1637 beschrieb Descartes denselben Vorgang.

In mehreren Aufsätzen hat Wolfgang Jaeger den Ablauf dieser Entdeckungen auf dem Gebiet der Optik, der Anatomie und Physiologie im 17. Jahrhundert dargestellt. 1981 erschien in den Klinischen Monatsblättern für Augenheilkunde der Aufsatz „Sinnesphysiologische Forschungen der Jesuitengelehrten des 17. Jahrhunderts", 1985 in den „Nova Acta" der Leopoldina (deren Mitglied Jaeger war) der Beitrag „Die Diskrepanz zwischen Forschung und Praxis am Beispiel der

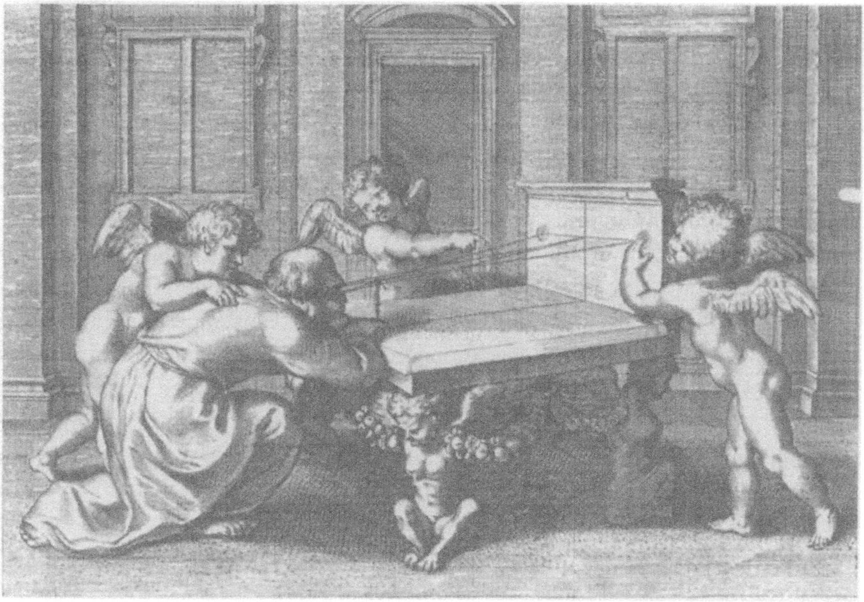

Abb. 13. (Aus W. Jaeger: Die Illustrationen von Peter Paul Rubens zum Lehrbuch der Optik des Franciscus Aguilonius, 1613; als Beispiel zeigen wir hier, wie er die Entstehung der physiologischen Doppelbilder erklärt). „Der Gelehrte kniet am Experimentiertisch und fixiert einen Punkt auf der senkrechten Linie, die in der Mitte der am Ende des Tisches angebrachten hellen Wand verläuft ... Zwischen Augen und Fixationspunkt (wesentlich näher in Richtung zu den Augen) ist nun eine dunkle Kugel auf einem Ständer in den Strahlengang gebracht. Der Strahlengang, auf den der hinter dem Tisch stehende Putto deutet, ergibt – in Richtung zur hellen Wand verlängert – die Lage der Doppelbilder ..., und zwar handelt es sich um gekreuzte Doppelbilder; das Bild des rechten Auges erscheint links auf der hellen Wand, das Bild des linken Auges rechts ... Die Strahlengänge werden ... .nicht bis zum Augenhintergrund weitergeführt. Und auf diese Weise ist für ihn nicht erkennbar, daß bei näher gelegenen Objekten jeweils die temporalen" (d.h. die nach außen gelegenen) „Netzhauthälften erregt werden und damit gekreuzte Doppelbilder entstehen, während umgekehrt bei außerhalb" (der dunklen Kugel) „liegenden Objekten die jeweils nasalen" (d.h. die nach innen gelegenen) „Netzhauthälften erregt werden und damit ungekreuzte Doppelbilder ... entstehen." In dieser Weise erklärte Jaeger auch die übrigen Darstellungen des Aguilonius-Buches, und zwar wesentlich ausführlicher, als das hier dargestellt werden kann.

physiologischen Optik des 17. Jahrhunderts". In diesem Zusammenhang stieß der Heidelberger Ophthalmologe auf den Antwerpener Jesuiten Aguilonius, der in seinem 1613 erschienenen Lehrbuch „Opticorum libri sex, Philosophis iuxta ac Mathematicis utiles" noch immer die traditionelle Lehre von der Abbildung der „Sehbilder" auf der Linsenvorderfläche vertrat, aber gleichzeitig als typischer Vertreter der gelehrten „Optiker" dieser Zeit gelten konnte. Der „besondere Reiz" (Jaeger) dieses Werks lag – trotz aller Bewunderung für den Fleiß und den traditionellen Kenntnisreichtum des Autors – darin, daß es von Rubens bebildert wurde. 1976 publizierte Jaeger so den Band „Die Illustrationen von Peter Paul Rubens zum Lehrbuch der Optik des Franciscus Aguilonius 1613", eine geistreiche Analyse des im 17. Jahrhundert verbreiteten Lehrbuchs, dessen historische Drucklegung der berühmte Antwerpener Verleger Balthasar Moretus, Inhaber der berühmten Druckerei Plantin-Moretus, besorgt hatte. Der Leser wird in die Geisteswelt Antwerpens zur Rubens-Zeit eingeführt, wo sich Verleger, Autor und Künstler, alle drei exzellente Vertreter ihres Faches von europäischem Rang, Gedanken über die Optik und die Herausgabe des Werks machten. Tatsächlich hatte Rubens schon für zahlreiche andere, bei Plantin-Moretus erschienenen Bücher die Frontispize entworfen. Aguilonius profitierte so von den Verbindungen des Verlagsunternehmers zu dem prominenten Maler, der 1608 aus Italien nach Antwerpen zurückgekehrt war. Auch der Name des Kupferstechers, Theodor Galle, ist erhalten. Jaeger erklärt – nach sorgfältigen Recherchen – Umstände der Entstehung des Werks wie die einzelnen Illustrationen und entschlüsselt die äußerst schwierige barocke Wissenschaftsikonographie. Kaum ein anderes seiner Werke zeigt so deutlich die enge Verbindung zwischen Kunst und Naturwissenschaft in jener Zeit, ein Junktim, das noch heute den in der Regel rein geisteswissenschaftlich oder rein naturwissenschaftlich denkenden Kunst- bzw. Wissenschaftshistorikern Probleme bereitet. Ohne die Kommentierung dieses faszinierenden Buches durch Wolfgang Jaeger wäre das Werk des Aguilonius, das für Schüler des Jesuitenkollegs in Antwerpen geschrieben war, kaum einer breiteren Öffentlichkeit zugänglich gemacht worden.

Einen weiteren, für ihn charakteristischen Beitrag zur Kunstgeschichte stellt Jaegers Aufsatz „Das Auge in der bildenden Kunst" dar, den er für einen dem Münsteraner Augenarzt Rolf Grewe 1992 gewidmeten Jubiläumsband verfaßte. „Augensymbole und ihre Bedeutung" und „Das Auge im menschlichen Antlitz" waren die bezeichnenden Untertitel des Beitrags, der durch eine sorgfältige Auswahl von Bildbeispielen abgerundet wurde.

Eine thematische Brücke zwischen Augenheilkunde bzw. Optik und bildender Kunst stellte in Jaegers Augen auch Goethes Farbenlehre dar. Es war gerade die ziemlich unbekannt gebliebene Tatsache, daß Goethe selbst Farbanomale (Protanope) untersucht hat (es handelte sich um die ersten systematischen Farbsinnuntersuchungen, die die Medizingeschichte kennt!), welche den Augenarzt faszinierte, aber auch die *Theorie* des Farbsinns, die Goethe bekanntlich zu polemischen Äußerungen gegen den Gegenspieler Newton hinreißen ließ. Jaeger rekonstruierte Goethes Procedere mit großer Sorgfalt und untersuchte seinerseits direkte Nachkommen der von dem Dichter ausgewählten Personen! In den Heidelberger Jahrbüchern 1979 erschien sein Beitrag „Goethes Untersuchungen an Farbenblinden", ein Werk, das er gerne und häufig als Sonderdruck und später als Neudruck verschenkte. Dies erklärt sich auch aus der Tatsache, daß Farbsinnstörungen – wie die Physiologie der Optik überhaupt – eines seiner bevorzugten klinischen Forschungsgebiete darstellten. 1994 publizierte Jaeger in der Zeitschrift „Spektrum Augenheilkunde" den Beitrag „Der Parallelismus von Farbenkreis und Tonleiter. Überlegungen und Versuche zu einer Idee Issac Newtons anläßlich seines 350. Geburtstags". Der Autor fühlte sich hier als geistiger Enkel von Hermann von Helmholtz, dessen anläßlich seiner Aufnahme in die Preussische Akademie der Wissenschaften entstandener Autograph („Ich melde mich als anwesend. Helmholtz") in seinem Arbeitszimmer hing und dessen dreibändige „Physiologische Optik" ihm sein Vorgänger Engelking mit der emphatischen Widmung geschenkt hatte: „Dieses Buch ist ein Handexemplar von Johannes v. Kries, dem Schüler von Helmholtz. v. Kries, mein Lehrer, hat es mir in meiner Jugend geschenkt. Nun lege ich es in die Hände der nächsten Generation. Möge es seine fördernde Kraft immer bewahren". Zufällig befand sich in der Heidelberger Augenklinik auch der einzige spektrale Farbenmischapparat, der den zweiten Weltkrieg intakt überstanden hatte. Farbsinnforschungen hatten für Jaeger einen hohen Forschungs-, aber auch Symbolwert. Sie repräsentierten für ihn ein Stück Kontinuum innerhalb eines bestimmten wissenschaftlichen Kreises, legitimierten in seinen Augen aber auch eine heutzutage in der Medizin bzw. Naturwissenschaft extrem seltene, für ihn aber typische integrative, selbst historische Fakten einbeziehende Betrachtungsweise, ja Methodik.

Neben der Geschichte der Kunst hat die allgemeine bzw. politische Geschichte Wolfgang Jaeger zeit seines Lebens beschäftigt. Seit dem Studium bei Gerhard Ritter in Freiburg – es wurde nach dem Fronteinsatz und einer Hüftverwundung 1942 durch das Medizinstudium im Kreis einer „Versehrtenkompanie" in München ersetzt – stand gerade auch die Zeitgeschichte im Mittelpunkt seines Interesses. Jaegers prägende Kontakte zu Werner Heisenberg wie zum Kreis der Weißen Rose veranlaßten ihn später immer wieder zu politisch akzentuierten Publikationen oder Stellungnahmen. Aufsätze über Professor Kurt Huber, den geistigen Vater der „Weißen Rose", über die NS-Zeit und die Nachkriegs-Epoche, über Heisenberg (dessen Familie er eng verbunden blieb) oder die Entwicklung der deutschen Universität nach dem Zweiten Weltkrieg stellen teilweise wichtige Zeitzeugnisse dar. Eine seiner letzten historischen Arbeiten befaßte sich mit den medizinischen Aspekten der Schlacht von Königgrätz, deren Schauplatz er 1995 besuchte. Er wertete dabei als erster das Tagebuch von Theodor Leber aus, eines seiner Vorgänger als Direktor der Heidelberger Universitäts-Augenklinik, der 1866 zusammen mit einem amerikanischen Arzt die Kriegshandlungen beobachtet hatte.

Auch die allgemeinen Beiträge Jaegers zur Geschichte der Augenheilkunde – die Optik des 17. Jahrhunderts wurde bereits erwähnt – haben die Medizingeschichte bereichert, zumal in diesem Fach die „history in science" heute etwas außer Mode gekommen ist. Das breite Spektrum der von ihm auf diesem Feld bearbeiteten Themen – von den 630 ophthalmologischen Rezepten aus dem

„Augendienst" des Georg Bartisch (16. Jh.) bis zu Hermann von Helmholtz und Theodor Leber (deren Heidelberger Wirken er stets herausgestellt hat) – kann hier nur erwähnt werden. Mit Helmholtz begann für Jaeger die eigentliche Augenheilkunde „als wissenschaftliches Fach". Die von Albrecht von Graefe gegenüber Helmholtz geäußerte Bewunderung, die vor allem der Erfindung des Augenspiegels galt, wurde durch viele Aufsätze über diese beiden Forscher untermauert. Stets kämpfte Jaeger für die Erhaltung und Erweiterung der „Graefe-Sammlung", des Nachlasses sowie zahlreicher persönlicher Erinnerungsstücke des großen Berliner Ophthalmologen, die bis heute in der Heidelberger Universitäts-Augenklinik aufbewahrt wird.

Seine Liebe zur Musik (der Beitrag über Newton wurde schon erwähnt) war ein weiteres Charakteristikum seiner Persönlichkeit. Hausmusik – seine echten Freundschaften wurden gleichsam durch die Einladung zum Quartett besiegelt! – war für ihn der goldene Weg zur Entspannung, die musikalische Ausschmückung der berühmten Weihnachtsfeiern in der Heidelberger Augenklinik (die vor allem für die Patienten gedacht waren) wurden stets sorgfältig geplant. Sein musikalisches Wissen war außerordentlich, mit der Bratsche brillierte er bereits als Münchner Student, und noch in denn letzten Wochen seines Lebens bereitete ihm die klassische Musik besondere Freude.

Es kann kein Zweifel bestehen, daß Wolfgang Jaeger, wäre er nicht Augenarzt geworden, auch auf dem Gebiet der Kunstgeschichte oder Geschichte, ja der Musik Großes geleistet hätte. Spuren, die auf diese Begabungen hinweisen, finden sich in seinem Schrifttum wie in seiner Biographie häufig. Schließlich sollte an dieser Stelle noch einer weiteren Passion Wolfgang Jaegers gedacht werden: seiner Liebe zu Heidelberg, dessen Geschichte ihn außerordentlich interessierte und dessen Ambiente er liebte. Trotz aller Sachargumente war es letztendlich der „Mythos Heidelberg", der ihn veranlaßte, den Ruf auf den renommierten Lehrstuhl für Augenheilkunde an der Universität München abzulehnen. Nach einem Fackelzug hatten ihn Studenten gebeten, am Neckar zu bleiben!

Klaus Bergdolt

Wolfgang Jaeger – Schriftführer der Deutschen Ophthalmologischen Gesellschaft von 1959 bis 1986

Albrecht von Graefe gründete im Jahre 1857 in Heidelberg die Deutsche Ophthalmologische Gesellschaft, die anfangs bis zum Jahre 1920 den Namen „Ophthalmologische Gesellschaft Heidelberg“ trug. So wurde Heidelberg zum Sitz der ältesten wisssenschaftlichen Fachgesellschaft der Welt.

Nach von Hess, Wagenmann und Engelking wurde Wolfgang Jaeger am 8. September 1959 zum Schriftführer dieser hoch angesehenen Gesellschaft gewählt und hatte dieses Amt bis zum Jahre 1986 inne.

Das Amt des Schriftführers beinhaltet nicht nur die Aufgaben eines Sekretärs der Gesellschaft einschließlich die des Schatzmeisters, sondern in vornehmlichster Weise, wie es der Name ausdrückt, die Aufgabe, die wissenschaftlichen Inhalte der traditionellen Kongresse in Form von Kongreßberichten und später wissenschaftlichen Journalen zu redigieren und herauszugeben.

Die Berichte der Deutschen Ophthalmologischen Gesellschaft wurden erstmalig 1863 herausgegeben. Sie liegen bis zum Jahre 1980 in ununterbrochener Reihenfolge vor. Wolfgang Jaeger hat diese traditionellen Kongreßberichte mit dem stetig wachsenden Volumen themenbezogen redigiert und bis zum Jahre 1980 in enger Zusammenarbeit mit dem Springer-Verlag Heidelberg herausgegeben.

Es ist Wolfgang Jaeger zu verdanken, in seinem Bestreben Bewährtes zu erhalten und dem Neuen entsprechenden Raum zu geben, die Kongreßberichte umzuwandeln in ein wissenschaftliches Journal der Ophthalmologie. Die entscheidenden Gründe dafür waren, die wissenschaftlichen Publikationen der Jahreskongresse besser zitationsfähig und für die internationalen Datennetze zugänglich zu machen. In enger Zusammenarbeit mit dem Springer-Verlag Heidelberg hat sich Wolfgang Jaeger dieser neuen Aufgabe als Herausgeber der „Fortschritte der Ophthalmologie“ verdient gemacht.

Heidelberg ist nicht nur Gründungsort und Sitz der Deutschen Ophthalmologischen Gesellschaft, sondern war satzungsgemäß auch ständiger Tagungsort. In den ersten 115 Jahren des Bestehens der Gesellschaft hat es nur 3 Kongresse in anderen Städten gegeben. Erst Anfang der 70er Jahre wurde jede zweite Tagung außerhalb Heidelbergs durchgeführt. Der Schriftführer zeichnete mit den Präsidenten verantwortlich für die wissenschaftlichen Programme dieser Tagung und hat diese mit ihm ausgerichtet.

Jeder, der große nationale Kongresse mit internationaler Beteiligung ausgerichtet hat, kann ermessen, welche Leistungen in den 28 Jahren des Schriftführeramtes Wolfgang Jaeger erbracht hat. 27 Präsidenten – im Jahre 1986 war Jaeger Schriftführer und Präsident unserer Gesellschaft in Personalunion – hat Wolfgang Jaeger in der jeweiligen Amtszeit begleitet und somit 27 Kongresse mit ihnen und für die Deutsche Ophthalmologische Gesellschaft ausgerichtet.

Somit war Wolfgang Jaeger der Garant für die Kontinuität in dieser wissenschaftlichen Gesellschaft. Diese immense Leistung war nur zu erbringen aus einer tief empfundenen Verpflichtung für die Tradition dieser ältesten medizinischen Fachgesellschaft der Welt und einem hohen Verantwortungsgefühl, wissenschaftlichem Weitblick und auch diplomatischem Geschick.

1983 wurde Herrn Professor Dr. Wolfgang Jaeger anläßlich der 81. Jahrestagung der Deutschen Ophthalmologischen Gesellschaft aus Anlaß seiner 25jährigen Amtszeit als Schriftführer der Deutschen Ophthalmologischen Gesellschaft das Verdienstkreuz am Bande des Verdienstordens der Bundesrepublik Deutschland verliehen „in Anerkennung um Volk und Staat erworbener besonderer Verdienste".

Die internationalen ophthalmologischen Beziehungen waren von jeher ein besonderes Anliegen schon der Heidelberger und später der Deutschen Ophthalmologischen Gesellschaft. Wie schon der erste offizielle Ausschuß bzw. Vorstand 1863 aus einem internationalen Gremium bestand, so war die Gesellschaft stets offen für internationale Mitglieder, und die wissenschaftlichen Kongresse zeichneten sich durch eine kontinuierlich wachsende Zahl internationaler Teilnehmer aus. Diese Entwicklung ist ein hoch anzuerkennendes Verdienst von Wolfgang Jaeger, der es verstand, insbesondere nach dem Kriege die teilweise abgerissenen Fäden zur internationalen Ophthalmologie zu knüpfen. Dieses spiegelt die Organisation des „Internationalen Farbenkongresses" 1955 in Heidelberg wider, wo Jaeger profilierte Wissenschaftler aus aller Welt zusammenführte. Die Kontakte Jaegers während seiner Münchner Studienzeit zum Kreis der „Weißen Rose" und die damit bekundete kritische Einstellung zum Nationalsozialismus einerseits und seine Weltoffenheit wie sein untrügliches Gespür für internationale wissenschaftliche Freundschaften andererseits waren die besten Voraussetzungen für das Beleben und Bewahren internationaler Kontakte zur deutschen Ophthalmologie.

Dieses belegen die vielfältigen nationalen und internationalen Auszeichnungen und Würdigungen, wobei zu nennen sind:

Cavara-Medaille der Italienischen Ophthalmologischen Gesellschaft,
die ehrenvolle Einladung zur Edridge Green Memorial Lecture in London,
die Verdienstmedaille der Polnischen Retinologischen Gesellschaft sowie
die Ehrenmitgliedschaften in:
der American Academy of Ophthalmology,
der Griechischen Ophthalmologischen Gesellschaft,
der Österreichischen Ophthalmologischen Gesellschaft,
der Gesellschaft für Geschichte der Ophthalmologie in Athen,
der Ophthalmologischen Gesellschaft in Wolgograd,
dem Instituto Barraquer in Barcelona,
der Deutschen Retinitis-Pigmentosa-Gesellschaft und
die Ehrenmitgliedschaft der Deutschen Ophthalmologischen Gesellschaft.

Es ist das große Verdienst W. Jaegers, auch in den Jahren der deutschen Teilung über den Weg persönlicher und freundschaftlicher Kontakte die *Einheit* der Deutschen Ophthalmologischen Gesellschaft trotz der vorgegebenen Schwierigkeiten zu wahren.

Wolfgang Jaeger ist es auch in schwierigen Zeiten über 28 Jahre seiner Amtszeit als Schriftführer der Deutschen Ophthalmologischen Gesellschaft gelungen, mit großem Engagement, Erfolg und hohem Verantwortungsbewußtsein die Deutsche Ophthalmologische Gesellschaft maßgeblich mitzugestalten, und er hat zur internationalen Wertschätzung der deutschen Ophthalmologie beigetragen. Wolfgang Jaeger gelang es in vorbildlicher Weise, die Leistung von wissenschaftlicher Arbeit mit persönlicher Freundschaft zu verbinden entsprechend des von ihm gerne zitierten Vermächtnisses Albrecht von Graefes aus dessen Begrüßungsansprache anläßlich des Kongresses im Jahre 1868:

„Verschieden gewiß in unseren Lebensansichten, in unserem Thun und Treiben, verschieden auch vermuthlich in unseren wissenschaftlichen Überzeugungen – eins aber jedenfalls in dem Streben nach Wahrheit, in der Kultur des Wissens, in der Liebe zu unserem Fach, sind wir aufs Neue beisammen, um den Fortschritt der Wissenschaft zu constatieren, um aus der rechten Quelle gemeinschaftlicher Arbeit und gemeinschaftlicher Erfahrungen zu schöpfen, und den eigenen Gesichtskreis, auf dessen Umfang die meist unbewußte, aber desto gefährlichere Schranke der Individualität drückt, zu erweitern, beisammen um alten Freunden die Hand zu drücken, das Bild verflossener schöner Tage zu beleben, um frische Kraft, um freieren Sinn mit hinüberzuführen in die oft drückende Atmosphäre immer wiederkehrender Bedenken, Mühen, Sorgen, welche trotz allen Gelingens den treuen Dienst Aesculaps umgeben."

Hans Eberhard Völcker

Ausgewählte Veröffentlichungen von Wolfgang Jaeger

Diese Liste gibt eine Auswahl aus seinen knapp 400 Veröffentlichungen. Sie wurden so ausgewählt, daß die Vielseitigkeit der wissenschaftlichen Interessen des Verfassers deutlich wird. Die Liste ist nach Sachgruppen geordnet; sie beginnt mit Arbeiten zur ophthalmologischen Grundlagenforschung. Daran schließen sich Untersuchungen zu augenärztlich-klinischen Problemen an. Es folgen Studien über das Farbensehen und seine Störungen - einschließlich der klinisch-genetischen Aspekte - und schließlich Arbeiten historischen und kunsthistorischen Inhaltes.

Jaeger W (1953) Untersuchungen über dehydrierende Fermentsysteme der Cornea.
1. Mitt.: v Graefe's Arch Ophthalmol 154:142–164
2. Mitt.: Die Bedeutung dehydrierender Fermentsysteme für die Pathologie der Cornea. v Graefe's Arch Ophthalmol 154:401–430
3. Mitt.: Einwirkung therapeutisch am Auge verwendeter Medikamente auf die dehydrierenden Fermentsysteme der Cornea. v Graefe's Arch Ophthalmol 154: 431–466

Jaeger W (1981) Der präkorneale Film und seine Bedeutung für die Therapie des „trockenen Auges". Neue Erkenntnisse über Erkrankungen der Tränenwege. Enke, Stuttgart, S 40–53

Jaeger W, Möbius D, Kaercher T (1986) Biophysikalische experimentelle Untersuchungen über Stabilität, Flexibilität der Lipidschicht des Tränenfilms unter den Bedingungen der Kompression und der Spreitung. Fortschr d Ophthalmologie 83:83–89

Jaeger W (1956) Augenspiegel mit Interferenz-Verlauffilter zur Untersuchung des Augenhintergrundes im spektralen Licht. Ber Dtsch Ophthalmol Ges. 60: 288–291

Jaeger W, Lutz P, Schnyder UW (1978) Tyrosinämie als Ursache einer doppelseitigen herpetiformen Hornhaut-Epithel-Dystrophie. Klin Monatsbl Augenheilk 173:506–515

Jaeger W, Nassal J, Walker B (1980) Der diagnostische Wert des Nachweises von Gasblasen im Oberlid-Orbitalbereich mit der Computer-Tomographie bei einer Oberlid-Orbitalphlegmone durch gasbildende Anaerobier (Bacteroides fragisis). Ber Dtsch Ophthalmol Ges. 77:21–26

Jaeger W, Darai G, Doerr HW, Munk K (1978) Akute hämorrhagische Conjunktivitis - klinisches Bild, Epidemiologie, virologische und serologische Diagnostik der sogenannten Apollo-Conjunktivitis. Ber Dtsch Ophthalmol Ges 75: 579–587

Jaeger W (1950) Systematische Untersuchungen über „inkomplette" angeborene totale Farbenblindheit. v Graefe's Arch Ophthalmol 150:509–528

Franceschetti A, Jaeger W, Klein D, Orth V, Richli (1958) Étude patho-physiologique et génétique de la grande famille d'achromates de l'ile de Fur (Danemark). XVIII Concilium Ophthalmologicum, Belgica

Jaeger W (1977) Erworbene Farbensinnstörungen als Nebenwirkungen von Medikamenten. Klin Mbl Augenheilkunde 170:453–460

Jaeger W, Krastel H(1987) Normal and defective color vision in large field. Japan J Ophthalmol 31:20–40

Jaeger W (1954) Dominant vererbte Opticusatrophie (unter besonderer Berücksichtigung der dabei vorhandenen Farbensinnstörung). v Graefe's Arch Ophthalm 155:457–484

Jaeger W, Käfer O (1979) Charakteristische ophthalmoskopische Veränderungen bei erblichen Funduserkrankungen. Wolgograd

Jaeger W, Blankenagel A, Hudelmeyer D (1974) Lesehilfen für hochgradig Sehbehinderte. Dtsch Med Wschr 99:2365–2368

Jaeger W (1982) Untersuchungen zur Farbkonstanz und zum Farbgedächtnis . Sitzungsber d Heidelberger Akademie der Wissenschaften, 5. Abhandlung, S 107–118

Jaeger W (1984) Ordnungsprinzipien der Farbsysteme des 17. Jahrhunderts (Franciscus Aguilonius - Athanasius Kircher - Isaac Newton). Klin Mbl Augenheilk 1884:321–325

Jaeger W (1979) Goethes Untersuchungen an Farbenblinden. Heidelb Jahrbücher 23:27–38

Jaeger W (1989) Endgültige Abklärung der Untersuchungsbefunde Goethes an Farbenblinden. Klin Mbl Augenheilk 194:382–387

Jaeger W (1976) Die Illustrationen von Peter Paul Rubens zum Lehrbuch der Optik des Franciscus Aguilonius 1613. Brausdruck, Heidelberg

Jaeger W (1982) Intuition, Beharrlichkeit und Glück bei wegweisenden Entdekkungen in der Augenheilkunde. Österr Ärztezeitung 37/2:67–73

GPSR Compliance

The European Union's (EU) General Product Safety Regulation (GPSR) is a set of rules that requires consumer products to be safe and our obligations to ensure this.

If you have any concerns about our products, you can contact us on ProductSafety@springernature.com

In case Publisher is established outside the EU, the EU authorized representative is:

Springer Nature Customer Service Center GmbH
Europaplatz 3
69115 Heidelberg, Germany

Batch number: 10844675

Printed by Printforce, the Netherlands